Les femmes sauveront l'hôpital

DE LA MÊME AUTRICE

La médecin : une infectiologue au temps du corona, *avec Fiamma Luzzati, Stock, 2020*

Karine Lacombe

Les femmes sauveront l'hôpital

Une vie de soignante

Stock

Couverture : © Julia Bourdet

ISBN 978-2-234-09374-4

Sommaire

« En ce qui concerne les femmes savantes, elles en usent avec leurs livres comme avec leurs montres : elles la portent pour montrer qu'elles en ont une, bien qu'à l'ordinaire elle soit arrêtée, ou ne soit pas réglée sur le soleil. »

Emmanuel Kant,
Anthropologie du point de vue pragmatique, 1795

« Quand je suis parti, c'était pour arrêter le rêve,
pour que la vie commence. J'irai au bout de ce voyage,
je sais que je dois trouver quelque chose. »

Jean-Marie Gustave Le Clézio,
Le Chercheur d'or, 1985

À mes parents.

À mon frère.

Prologue

Une sortie de crise

Fin avril 2023.

Je m'apprête à ouvrir notre réunion hebdomadaire de fonctionnement dans le service de maladies infectieuses et tropicales que je dirige à l'hôpital Saint-Antoine, ancienne abbaye parisienne datant du XIIe siècle transformée en hospice en 1795. Comme d'habitude, plusieurs de mes collègues sont un peu en retard, mais j'aime ces quelques minutes de silence durant lesquelles je regarde les rais de soleil tomber des hautes fenêtres ; souvent de la poussière y danse et mes pensées y vagabondent. Aujourd'hui, trente-neuf mois après le début de la pandémie de Covid-19, nous allons faire tomber les masques.

Dix mois de bataille pied à pied, un an et demi de vaccination à large échelle, plus de trois ans d'épreuve de notre système immunitaire pour qu'il trouve ses propres armes défensives, et je crois bien que l'on a vaincu le SARS-CoV-2.

Mes collègues arrivent petit à petit. Je les accueille à visage découvert, certains s'arrêtent, cherchant l'anomalie, puis, d'un geste timide ou enthousiaste, ôtent leur masque. La salle bruit progressivement des chuchotements des externes, des rires des internes, et les assistants, les chefs de clinique, les praticiens hospitaliers, la maîtresse de conférences, les cadres de soins, tous maintenant parlent, les yeux pétillant. Il plane dans l'air une sorte d'exaltation des grands moments. C'est étonnant comme un geste aussi anodin a revêtu une dimension symbolique aussi forte. Nous avons gagné contre la maladie, contre la pandémie, la meilleure preuve en est la normalité qui s'est graduellement réinstallée dans l'exercice de notre métier, et l'arrêt du port du masque en continu en est le témoin le plus visible.

Ces trois années et quelques mois ont constitué l'une des périodes les plus éprouvantes de ma vie professionnelle, un catalyseur de passions et de déraison. Avant la pandémie, nous nous battions pour la survie de l'hôpital public, et la grève massive des urgences n'était que la partie la plus manifeste de la souffrance des soignants, dans un milieu où la course à la rentabilité avait ôté au soin le sens qu'ils voulaient lui donner. Avec la pandémie, nous avons éprouvé sa solidité et l'engagement de ses travailleurs, si tant est qu'on les écoute et qu'on leur donne de quoi exercer leur métier : de l'argent, des moyens humains, du matériel adapté. Mais à côté de ce vécu collectif, il y a eu le vécu personnel de chacun, dont le mien, qui questionnait bien avant la crise l'impact du genre dans notre vie quotidienne à l'hôpital, à l'université et dans tous ces lieux où s'exerce notre fonction de soignant.

À l'aune de mon propre vécu, depuis mes études de médecine jusqu'à ma nomination comme cheffe de service dans un des plus grands groupes hospitaliers de France, j'avais l'intuition qu'une très grande part de la souffrance éprouvée à l'hôpital était portée par les femmes, qui y subissent une organisation pensée historiquement par les hommes, où s'exerce à chaque strate une violence qui renvoie les soignantes à la condition que leur a assignée d'office une société culturellement genrée.

La construction des politiques de santé a été essentiellement le fait d'hommes – présidents successifs, ministres de la Santé, directeurs généraux de la Santé – les femmes n'y ont souvent eu des places que temporaires et des rôles accessoires, sous la coupe de supérieurs hiérarchiques (Premiers ministres...) à qui incombaient les derniers arbitrages. Les directions d'hôpitaux, de pôles, de services, et maintenant de départements médico-universitaires y sont essentiellement masculines dans leur conception et leur gouvernance. Aux femmes (aides-soignantes, infirmières) est laissé l'essentiel du « *care* », le soin direct aux patients. Le microcosme hospitalier est un terreau où prolifèrent les situations de harcèlement sexuel et où la femme en est parfois réduite à un objet de désir avant d'être une collègue ou une collaboratrice avec qui travailler d'égal à égal. Pour les quelques femmes qui échappent à cet atavisme masculin, le chemin vers la reconnaissance est pavé d'humiliations et de situations où l'autocensure les contraint à des efforts bien plus importants que leurs alter ego masculins. Pour des résultats souvent moins visibles et durables.

Et comme lors de toute période de crise qui amplifie les dysfonctionnements d'une société, la pandémie n'a fait que jeter une lumière plus crue sur cet état de fait : aux hommes les prises de décision dans un monde « en guerre », aux femmes la première ligne du « *care* », au plus près des patients. Elle a été le déclencheur de l'écriture de ce livre, qui puise ses racines dans les nuits sans sommeil succédant aux journées harassantes. Il décrit l'universalité de notre condition de femme à l'hôpital public, avec l'éclairage que je tire des périodes de ma vie à l'université, puis à l'hôpital et dans ses arcanes administratifs, jusqu'à la déflagration qu'a représentée mon implication dans la gestion de la crise sanitaire de la Covid-19.

Ce livre n'a pas valeur de modèle mais se veut plutôt objet de réflexion : pour toutes ces jeunes médecins que je vois aujourd'hui en face de moi, comment les aider à construire leur avenir de femmes à l'hôpital ? Comment faire de ce lieu un endroit où elles resteront travailler, où elles pourront continuer à donner du sens à leur engagement ? Par quels moyens, en retour, l'hôpital redeviendrait ce lien où chacun bénéficie des meilleurs moyens techniques pour guérir, mais sera aussi soigné, quels que soient son origine, son âge, son sexe, et avec le cœur ?

Tout le monde est arrivé. Les chuchotements se taisent, les regards convergent vers la table où chacun a pris place autour de moi. Je souris et invite le dernier à fermer la porte. Je suis en paix. Je commence à parler.

I

Un cœur de docteur

Je ne dois pas avoir plus de trois ans. Une nuit de printemps, au cœur de l'obscurité, une peur incontrôlable. Des formes mouvantes dans ma chambre agitent leurs bras et se déplacent tout autour de mon grand lit en tirant le drap pour me découvrir. Je me cache sous le tissu, je veux hurler, les mots sont étranglés dans ma gorge, j'ai mal partout et je pleure. C'est l'un de mes plus anciens souvenirs, dont ma mère me dit qu'il est certainement construit avec les mots dont elle a souvent usé pour me raconter cette nuit de cauchemars. C'était une nuit de terreur pour moi, engluée dans les bras de mes fantômes, et pour mes parents qui m'ont vue convulser sous l'effet de la fièvre.

Ils ont appelé le Dr Fassy, l'un des trois médecins de notre bourg coincé entre Chartreuse et Belledonne, toujours là au plus dur de la maladie, imposant avec sa barbe blanche, son air bourru et sa grosse mallette. Il avait tous les attributs que l'on prête traditionnellement à un médecin de famille. Il était le nôtre. Et il m'impressionnait beaucoup. Aux yeux de la petite fille que j'étais, il incarnait le savoir et la connaissance. L'un de mes premiers souvenirs en relation avec la médecine est de le voir arriver d'un pas pressant et d'un geste ample jeter sa mallette de cuir sur la table de la salle à manger, le jour, les week-ends, les nuits également, où un coup de fil urgent des patients pouvait le faire accourir dans l'heure. Pourtant, cette nuit-là, lorsque les convulsions fébriles ont affolé mes parents, le Dr Fassy n'est pas venu. Il s'est rendormi après leur appel. Comme il devait être fatigué pour faillir à sa tâche alors que sa disponibilité et son dévouement envers ses patients étaient absolus ! C'est plus tard, alors que le jour se levait, qu'il est arrivé, à moitié endormi, une veste jetée sur son pyjama. Je n'ai pas souvenir du traitement qu'il m'a donné, mais pendant longtemps j'ai gardé de cet épisode infectieux neurologique un bégaiement tenace. Par la suite, quand il revenait à la maison pour nos petits bobos, à mon frère et moi, quand penchée sur son épaule je le regardais rédiger des ordonnances avec de grands mouvements volontaires, boucles déliées et traits pressés, je me disait souvent que cet homme était extraordinaire. Dans mon esprit d'enfant, la maladie c'était presque la mort. Et sans les docteurs, sans le Dr Fassy, point de guérison, toute notre humanité ne pouvait que mourir car la maladie nous empêche de vivre, de travailler, donc quelque part d'exister. Cette admiration s'est transformée quand j'avais quatre ans en vocation : j'ai su à ce moment-là que ce que je voulais être, quand je serais plus grande, c'était docteur. J'allais faire médecine pour défier la mort !

Au fil des ans, j'ai continué à lui rendre visite dans son cabinet qui sentait l'éther, avec mes maux d'ado puis de jeune adulte. Il trônait toujours derrière un grand bureau en chêne ; à ses côtés, une bibliothèque remplie de gros livres reliés de cuir. C'est dans la salle d'attente qu'il venait nous chercher, ses yeux malicieux balayaient la pièce pour classer les urgences pendant qu'il marmonnait dans son épaisse moustache et montrait d'un doigt accusateur certaines personnes présentes : « Vous, c'est pas la peine que je vous voie aujourd'hui, retournez au boulot, vous n'êtes pas malade ! »

C'est lui qui m'a parlé pour la première fois de Louis-Ferdinand Céline, dont il était un lecteur passionné. J'étais avide de lecture, mais sans formation littéraire car chez moi on lisait *Le Dauphiné libéré, Télé Poche* et les romans à la mode (sans parler des Harlequin dont ma grand-mère était friande). Mon père lisait très peu car, entre son travail d'ouvrier papetier au Moulin-Vieux, l'usine locale, et ses heures passées à aider mes grands-parents dans l'exploitation agricole familiale, il restait bien peu de temps pour des frivolités comme la lecture. Ma mère, quant à elle, n'a eu de cesse de vouloir s'extraire du milieu pauvre dont elle était issue ; elle a passé le concours de l'École normale, dans les années 1960, pour devenir institutrice. Aînée de six enfants, avec une mère placée à l'âge de douze ans comme bonne dans une famille aisée et un père immigré espagnol, réfugié de la guerre civile de 1936, commis agricole puis ouvrier fondeur, elle n'avait, pour mon frère et moi, qu'une ambition : un accès primordial à l'éducation. Mes deux parents voulaient que l'on travaille dur à l'école. Leurs parents et leurs grands-parents venaient du monde de la terre, la Normandie des méandres de la Seine et l'Andalousie des montagnes pour ma famille maternelle, les Préalpes grenobloises pour la famille de mon père.

Ils savaient que le seul moyen de s'élever dans la hiérarchie sociale, c'était l'école républicaine. J'avais quelques facilités, je savais lire et écrire en arrivant en CP ; un héritage de mes grands-pères et arrière-grands-pères, qui avaient eu leur certificat d'études au début du XXe siècle et se destinaient à être instituteurs, à l'époque où ce métier représentait, quand on vivait à la campagne, une ascension sociale sans précédent ? Ou même de mon père qui, ayant été interdit de passage du certificat d'études par un instituteur méprisant, s'est présenté à quatorze ans en candidat libre et l'a eu haut la main en dessinant la Chine ? C'est donc là, dans ce morceau de campagne coincé entre les balmes rocheuses de la Chartreuse et les contreforts boisés du massif de Belledonne que ma vocation s'est construite, nourrie de mes lectures de Céline, de Boris Pasternak ou encore de la vie du *Médecin de campagne* de Balzac, à l'épreuve de la réalité de la médecine du quotidien telle que me la racontait le Dr Fassy.

Depuis mon enfance, la médecine a considérablement changé. Mais l'élan, l'attirance, l'intérêt pour ce métier demeurent. Si une forme de désenchantement existe, dû à la difficulté de la sélection, à la longueur des études, il n'y a pas de désaffection. La preuve est donnée par les chiffres : jamais autant de jeunes n'ont demandé à entrer dans un cursus de médecine qu'au cours de ces dernières années. La crise sanitaire et la pandémie que nous avons traversées ont sans doute provoqué une vague de nouvelles vocations. Je le constate chaque jour, auprès des étudiants internes dans mon service à l'hôpital Saint-Antoine. Et leurs moteurs sont les mêmes que ceux qui me poussaient à leur âge. La plupart d'entre eux ont le désir de soigner, la motivation d'exercer une fonction sacrée, le besoin de guérir. Bien sûr, être médecin garantit une sécurité de l'emploi, car on n'est jamais au chômage. Sans se bercer d'illusions, on peut aussi reconnaître que les spécialités les plus choisies par les étudiants au moment de l'internat – sixième année des études – sont celles qui rapportent le plus d'argent, au premier rang desquelles la radiologie et la chirurgie esthétique. Mais je crois qu'avant tout on fait ce métier par passion. Dans ma spécialité, les maladies infectieuses, les jeunes sont véritablement portés par leur volonté d'apporter cet état de bien-être aux autres, c'est-à-dire la santé. C'est un champ de médecine à part, assez restreint car il ne compte qu'une soixantaine d'internes par an à travers la France. Il se définit par sa dimension intellectuelle, qui consiste à comprendre les mécanismes physiopathologiques d'une maladie transmissible, à découvrir des médicaments innovants, à étudier les interactions entre les microbes et le corps humain. La recherche et la transmission par l'enseignement sont des piliers pour les étudiants qui la rejoignent. Nombre d'entre eux, attirés par l'ailleurs, volontaires pour aider les populations en situation de vulnérabilité, partent faire des stages à l'étranger. Ce fut mon cas. J'observe leur détermination, leur enthousiasme, leur curiosité sans faille.

Pourtant, les freins ne manquent pas qui pourraient les retenir de se lancer dans une carrière médicale. Pour les femmes en particulier, les difficultés à concilier une vie de femme, une vie de mère et une vie de professeure épanouissantes sont évidentes. Malgré de récentes améliorations, les conditions d'exercice de la médecine les soumettent à des injonctions contradictoires. Réaliser une recherche de qualité, pratiquer le soin au plus près du patient, enseigner : ces trois fonctions exigeraient des journées de quarante-huit heures afin d'être effectuées convenablement. Pourquoi ? Parce qu'il n'y a pas assez de personnel. Beaucoup de postes de fonctionnaires ont été fermés.

Mais le travail, lui, n'a pas diminué. Ainsi, est apparu un phénomène de glissement des tâches. L'administratif, le secrétariat et autres missions subalternes sont petit à petit répartis entre toutes les catégories de métiers du service. Cela prend du temps, alourdit considérablement nos journées, nos carrières professionnelles. Toute femme qui, à côté, souhaite avoir des enfants, fait forcément face à ces barrières.

Beaucoup d'entre elles – et de plus en plus d'hommes – refusent désormais de travailler dans ces conditions et décident de ne pas s'engager dans une carrière hospitalo-universitaire. Le recrutement de professeurs de médecine est en péril. En cours de route, des jeunes abandonnent cette ambition, préférant s'installer dans un groupe de santé avec d'autres médecins. Je pense que ce changement est la conséquence d'une perte de sens dans leur travail. Ils ne veulent pas attendre vingt voire trente ans avant d'obtenir un retour sur l'investissement long et important qu'est leur formation. Ils ont besoin d'une reconnaissance rapide, valorisante, à la hauteur des sacrifices qu'ils ont faits. Je les comprends : c'est après bien des années d'épreuves et d'obstacles que j'ai eu la chance d'être reconnue dans mon domaine.

Ma fille aînée, devenue médecin à son tour, m'a souvent parlé de ses années d'études, pendant lesquelles elle a eu l'impression de renoncer à sa vie sociale. Lors de sa quatrième année, elle m'avait dit : « Tu te rends compte, tous mes amis travaillent, ont un salaire, tandis que moi, je ne sors pas, je passe mon temps à étudier ; quand je suis d'astreinte le week-end, eux, ils vivent. » Quand j'étais étudiante, les sorties ne m'ont pas vraiment manqué, même si je sais que j'aurais pu en profiter davantage. Mais ces conversations avec ma fille m'ont ouvert les yeux. Sa génération refuse de négliger la vie personnelle.

Nous avons énormément adapté le travail des jeunes médecins en ce sens. Désormais, les internes sont plutôt considérés comme des étudiants. S'ils font une garde de nuit, ils ne travaillent pas le lendemain. S'ils sont sollicités le week-end, ils ont une journée de récupération dans la foulée. Leur temps de travail a diminué, mais l'on n'a pas augmenté le nombre d'internes. Malheureusement, les malades restent malades sept jours sur sept, vingt-quatre heures sur vingt-quatre. Les médecins augmentent leur charge de travail pour remplacer les internes, car l'hôpital public n'est pas capable de créer de nouveaux postes. Cette problématique résonne de façon particulièrement aiguë pour les jeunes femmes, plus nombreuses que les hommes à s'engager dans les études de médecine. Elles font face à des enjeux de conciliation entre leur vie de femme, de mère et de médecin qui rendent parfois le chemin vers l'épanouissement personnel difficile, d'autant qu'elles subissent un sexisme systémique.

Dans mon service, j'ai fait en sorte d'avoir une activité de recherche importante, intense, qui me permet d'avoir une ligne budgétaire conséquente. Avec cet argent-là, j'embauche des jeunes. Cela permet de ne pas surcharger les médecins seniors et d'accorder une bonne qualité de vie aux internes. Ils y ont évidemment droit. Mais ces mesures mises en place ne peuvent être que temporaires. Qui peut dire si les sommes allouées à la recherche resteront élevées ? Si la personne qui me remplacera aura la possibilité d'utiliser le même recours ? Ce n'est pas une solution pérenne. Il nous faut en inventer d'autres, durables, adaptées aux attentes de ceux qui, demain, prendront le relais du Dr Fassy.

II

L'entrée à l'université, entre traditions sexistes et désir d'intégration

« Mademoiselle, pour qui vous prenez-vous ? Je ne commencerai pas mon cours avant que vous n'ayez enlevé ce chapeau. » Je me fige. Dans l'amphi de sept cents places bondé où des étudiants sont assis sur les marches pour écouter le cours de physiologie, l'enseignant m'a repérée, moi, avec mon Borsalino noir et mes créoles. Je ne bouge pas, je laisse la colère des autres étudiants monter contre ce professeur que personne n'appréciait pour son cours ennuyeux, qu'il délivrait pendant des heures d'une voix monocorde. Les huées, les « Sssssexe ! » tonitruants, les avions en papier qui volent du haut des dernières marches ont eu raison de son obstination à vouloir attendre que je me découvre. J'ai gagné cette manche contre le paternalisme mais je baissais la tête, je n'étais pas une rebelle mais je me sentais libre.

J'avais quitté ma petite ville du Dauphiné pour m'installer à Grenoble vivant enfin cette vie d'adulte que j'attendais depuis la fin du lycée. Je découvrais la médecine, la recherche (je m'inscrirais plus tard en Deug de biologie en parallèle de mes études), l'insouciance de la vie étudiante, également l'ambiance paillarde de la fac, mais aussi le travail à côté des études. Sur le plateau montagnard qui surplombe Grenoble, plusieurs centres de rééducation, d'anciens sanatoriums pour tuberculeux reconvertis, accueillaient des personnes accidentées, dont des étudiants handicapés qui, avec l'aide la Fondation santé des étudiants de France, y poursuivaient leur scolarité. J'y faisais des remplacements d'aide-soignante, puis d'infirmière la nuit et les week-ends. La plupart des jeunes pris en charge avaient été victimes d'accidents de la vie qui les laissaient paraplégiques ou tétraplégiques : accidents de voiture, de parapente, mêlées trop violentes au rugby, plongeon dans une piscine peu profonde… Beaucoup avaient mon âge ; leur vulnérabilité était extrême. Parmi tous ceux dont je m'occupais, j'ai noué une profonde amitié avec certains, et les liens qui nous unissaient étaient, au-delà de la relation soignant-soigné, ceux de jeunes du même âge. Nous partagions des moments forts, au petit matin, quand le soleil en se levant rosissait la chaîne montagneuse de Belledonne, et devant ce ciel bleu délavé où le grand pic de Belledonne dessinait une ombre déchiquetée, nous évoquions leur futur, une fois sortis de l'établissement, le travail, la vie amoureuse, le sexe quand on vit en fauteuil roulant. Ce premier contact avec le monde du handicap a structuré mon engagement de médecin où, au-delà de l'acte technique brillamment accompli, c'est l'empathie et l'accompagnement des plus vulnérables que soi qui devrait constituer l'essence de notre métier.

J'ai ainsi grandi en région, étudié dans une ville de moyenne importance, où je ne connaissais pas les codes des milieux plus aisés, pas seulement ceux de Paris mais également ceux de la bourgeoisie grenobloise, constituée pour une bonne partie des médecins qui y exerçaient majoritairement en libéral – et quand c'était à l'hôpital, la plupart y avaient des fonctions de direction (chefs de service, de commission médicale d'établissement).

Pendant ma cinquième année de médecine, j'ai candidaté pour une bourse du Rotary club, qui chaque année aide de nombreux étudiants à développer un projet autour de la paix, de l'environnement, de la lutte contre les maladies et autres grandes causes philanthropiques. Je me suis rapprochée du club de ma ville d'études et j'ai été présentée à ses membres lors d'un déjeuner très masculin, costume-cravate et chevalière au doigt en sus de l'anneau de mariage, lavallière ou petit carré Hermès pour les rares femmes de l'assemblée. Choisir et aider l'élite de demain, dans les valeurs de la famille patriarcale, du travail bien fait et de la patrie reconnaissante... le discours du président était réactionnaire, très conservateur. Un soupçon de bienveillance m'a interrogée, alors qu'il évoquait la nécessité pour moi de préparer le concours final qui avait lieu un mois plus tard au tout début de l'été, face à plusieurs membres influents du Rotary local, influents au sein du club mais également dans la petite sphère économique et politique qui régissait la ville.

Nous nous sommes vus de nombreuses fois à son cabinet de notaire (comme stipulé sur sa plaque dorée vissée à l'entrée de cet immeuble de pierre de taille en plein centre-ville), juste après que sa secrétaire fermait l'office et nous laissait dans son grand bureau, la fenêtre ouverte, par où entrait le piaillement des martinets ; j'ai encore un souvenir très clair de la frondaison des arbres brassée par la petite brise de juin. Je rattrapais mes pensées à la volée car je voulais l'avoir, cette bourse, pour étudier à l'étranger, connaître un ailleurs plus lointain que l'horizon des montagnes. Et lui de me répéter les valeurs du Rotary, et la famille, et l'éducation, et le travail, et que lui à cinquante ans passés, trois enfants, marié, grand notaire… Je m'interrogeais sur le lien entre ses nombreuses convocations pour « me préparer au grand oral » et le fait que nous étions chaque fois seuls, dans son bureau dont son assistante refermait doucement la porte après nous avoir apporté un verre d'eau.

Un jour plus chaud que les autres, il m'a proposé d'aller en altitude « car on a l'impression d'être dans un four ici, l'air frais en hauteur nous fera du bien ». Nous avons pris la route dans son coupé, j'étais mal à l'aise, pourquoi avais-je accepté ? Je ne le sais pas. Trente ans plus tard, j'ignore toujours pourquoi je suis montée dans cette voiture, je crois me souvenir d'une sensation de malaise que j'ai repoussée en me raccrochant à ses discours autour de sa propre famille, sa femme, ses enfants à qui il me disait inculquer chaque jour les valeurs du travail et du respect.

Dans un des virages de la route serrée qui montait à l'ombre des grands sapins, il a soudain posé sa main sur ma cuisse pour en caresser l'intérieur, juste sous ma jupe, sans arrêter de parler et en regardant bien droit devant lui. Et j'ai eu honte. D'être montée dans cette voiture, d'avoir enfilé ce matin-là une jupe alors que j'avais rendez-vous avec un homme d'âge mûr « qui a des responsabilités ». Honte d'avoir vingt-quatre ans et d'être naïve, d'avoir à serrer les cuisses pour qu'il ne pousse pas ses doigts plus avant. Et lui continuait de parler en essayant de forcer le passage. « Je crois que vous vous trompez, je suis désolée, je suis désolée si je vous ai laissé croire que je recherchais… » Il m'a interrompue. Brutal, d'une voix cassante, il m'a jeté au visage en me tutoyant pour la première fois : « Tu croyais quoi en acceptant de venir dans mon pied-à-terre, là-haut ? On sait très bien tous les deux ce qu'on voulait. » J'avais honte et le souffle coupé. Pour une bourse d'études qui devait me lancer dans ma carrière médicale et universitaire, je me retrouvais écrasée par la domination d'un désir masculin devant lequel je baissais la tête. Il m'a traversé l'esprit de laisser faire parce que mon corps était anesthésié par la honte, comme s'il fallait que je le punisse d'avoir suscité le désir de l'homme. Qu'ils remontent à loin, ces réflexes de soumission…

Qu'est-ce qui dans notre éducation à nous, les filles des années 1980, 1990, nées de parents post-soixante-huitards, qui ont connu la révolution sexuelle et l'amour pluriel, nous a jetés dans les bras de la honte et fait baisser la tête devant la toute-puissance de l'homme ? J'ai longtemps gardé intacte la brûlure de sa main sur ma cuisse et le son de son souffle court et méprisant quand il m'a dit en conclusion : « On va au moins boire un verre avant de redescendre, pas chez moi évidemment, on va s'arrêter au bar en haut. » J'ai pris un Perrier et lui, je ne sais plus, je ne crois pas avoir vraiment su en fait, car j'ai dû dire trois mots à table, puis plus rien dans la voiture au retour, sans que lui-même essaie d'ailleurs de parler. À l'entrée de la ville, il m'a laissée sur un trottoir, loin du tramway et des bus, et j'ai beaucoup marché pour rentrer chez moi. Bien sûr, je n'ai plus jamais eu aucune nouvelle de lui, il n'était plus question de préparer le grand oral que j'ai lamentablement échoué, en face d'un jury quasi exclusivement masculin que j'ai senti condescendant voire méprisant, à l'issue d'un repas où j'ai été superbement ignorée, tandis qu'étaient choyés et valorisés de jeunes hommes engagés dans des études d'ingénieurs, d'économie, de politique.

Quelles leçons tirer de cette mésaventure, assez dramatique pour mon estime de moi ? Bien sûr, des anecdotes sur le déséquilibre des rapports de force entre hommes et femmes dans le milieu professionnel, il y en a des pages et des pages qui pourraient être rapportées, voire un livre entier, des plus quotidiennes aux plus violentes. Évidemment, la domination sexuelle n'est pas caractéristique d'un « milieu », économiquement aisé ou pas, elle est caractéristique de l'homme qui y évolue, mais également de ce dont la société nous a inconsciemment, nous les femmes, imprégnées : l'acceptation qu'on est le réceptacle du désir masculin, même non partagé, et que celui-ci peut s'imposer à nous sans que l'on soit en droit de s'y opposer. Car la règle non écrite est que l'on est responsable de ce que l'on suscite et qu'accepter de le subir, c'est demander pardon. Et peut-être, au final, être lavées de cette honte archaïque. Enfin, cette domination ne s'exerce pas que, et principalement pas d'ailleurs, par le sexe en lui-même, mais plus habilement par le genre, le fait d'être homme, influent, qui connaît, maîtrise voire impose les codes, comme ce notaire, en même temps président du Rotary de la ville, connu sur toute la place pour ses plaidoiries et son sens des affaires. Et qui a cru que son statut lui donnait le pouvoir sur une jeune et jolie étudiante dont il n'a même pas pensé à se demander ce qu'elle, elle pensait de lui et attendait de leur relation.

Une autre occasion d'autodépréciation, dont je n'ai compris la violence que des années plus tard, a été celle de la semaine d'intégration, une période au tout début de la deuxième année qui couronne le succès de la première année de médecine, sanctionnée jusqu'en 2020 par un concours très difficile. Dans la ville de région d'où je viens, il existe une tradition très forte qui n'a pas le même sens dans toutes les facultés de médecine. C'est celle de la faluche, une sorte de béret en velours noir, cerclé à sa base et avec sur son chef des bandes de velours de couleur, qui nous est acheté par notre « parrain » de faluche (il n'y avait pas de marraine quand j'ai été bizutée, car, dans la tradition, l'initiation des femmes se fait toujours par un homme, le sens de la domination étant ainsi sauvé). Qui ne s'y plie pas est souvent stigmatisé (l'homme sera « un pédé » et la fille « une coincée du cul »). J'ai acheté ma faluche par désir d'intégration, parce que je voulais faire partie du groupe, être assimilée, partager la virilité des épreuves.

J'ai décoré cette faluche de rubans dont les couleurs sont dictées par notre corporation médicale, de pin's représentant ce que j'aimais, des animaux d'Australie, des drapeaux de pays où j'avais voyagé, des flocons de neige, des écussons de montagne (une part de notre enfance, qui n'était pas si loin subsistait : nous avions dix-neuf ou vingt ans lors de l'épreuve de la faluche, et étions encore de grands enfants jouant à des jeux bien subversifs). Et puis des insignes secrètes à l'intérieur du béret, elles, ramenaient le jeu à ce qu'il est fondamentalement : un objet de transfert pour exprimer notre sexualité et montrer qui a le pouvoir. La mienne était vide à l'intérieur, mon parrain n'avait de cesse de vérifier, au cours de l'année, si elle se remplissait.

Lors de la semaine de bizutage, filles et garçons ont été plâtrés ensemble, en culotte et soutien-gorge, pour un défilé de marques de plâtres, le tout à grand renfort d'alcool et d'exhibition de nos ventres, seins et cuisses nues. J'ai serré les dents, pour prévenir l'ostracisme, ou pire, l'indifférence, me faire des amis, partager des épreuves pour souder des liens avec certains. Je me suis rendu compte longtemps après que tous ces « rites » étaient des stratégies déployées en milieu potentiellement hostile pour survivre à la stigmatisation, puis vivre tout court. Les journalistes Maxime Heuzé et Valentin Thibaut ont publié sur le webzine Slate un article très bien documenté sur la tradition faluchardе, « Les faluchards, l'organisation étudiante qui sent le souffre ». Une coutume qui perpétue un esprit paillard : « Dédiés à l'alcool et au sexe, les insignes les plus officieux sont propices à toutes les légendes, d'autant que la faluche colporte ses propres mythes. » Lors des soirées très arrosées, on devait aligner les bières, les shots de vodka, les gros dés de tequila, etc. Les paroles de *La Petite Charlotte* (« Dans son boudoir la petite Charlotte / Chaude du con faute d'avoir un vit / Se masturbait avec une carotte / Et jouissait sur le bord de son lit ») ou encore celles de *La Petite Suzon* (« Il était une fille qui s'appelait Suzon / Et qui aimait à rire avec tous les garçons. / Ah ! La salope, va laver ton cul malpropre, / Car il n'est pas propre, tirelire, (bis) / Car il n'est pas propre, tirela ») nous accompagnaient, nous les filles, qui devions monter le coude et remplir l'intérieur des faluches d'insignes qui témoignaient de notre caractère « ouvert » aux jeux sexuels.

Ces traditions étudiantes hypersexualisées qui reproduisent une norme sexiste sans que nous, les étudiantes de cette époque, l'ayons pourtant ressenti de cette façon (déni de groupe, hantise d'être qualifiées de « frigides », car quand on a vingt ans, l'image de soi est fragile, un rien la fait chavirer du côté obscur) ne font que préfigurer le folklore des salles de garde auxquelles nous aurons accès une fois passé le second concours des études de médecine, après six ans d'apprentissage qui valident notre externat et nous ouvrent les portes de la spécialité. Finalement, dans les études médicales, il existe un continuum d'exorcisme de la mort qui puise ses origines dans la tradition depuis la nuit du Moyen Âge au détriment des femmes, où nous ne sommes que des supplétives sur le chemin des hommes dans leur lutte sacralisée contre la Grande Faucheuse.

Mes années d'étudiante en faculté de médecine n'ont pas été exemptes d'autres confrontations au sexisme rampant du milieu universitaire médical, pas toujours bien identifié comme tel d'ailleurs, car il nous est souvent difficile, à nous les femmes, de comprendre ou d'admettre que ce que l'on subit est très différent du quotidien des hommes avec qui l'on étudie. J'ai souvent eu tendance à pratiquer l'autocensure voire l'autodépréciation devant des choix imposés qui m'interrogeaient. Comme lors de mon stage en chirurgie orthopédique, où les étudiants étaient partagés entre le bloc opératoire et les consultations, le choix revenant au chef de clinique qui demandait à chacun où il souhaitait aller : beaucoup de filles préféraient la consultation tandis que les garçons choisissaient prioritairement le bloc. Et quand une fille souhaitait aller au bloc (moi, par exemple), elle finissait en consultation ; un travail qui confinait au secrétariat du médecin hospitalier (un emploi traditionnellement « féminin »), tandis qu'au bloc, il était fait appel à la force physique (luxer une hanche, scier un tibia... un vrai travail « d'homme »).

À quel point cet inconscient collectif entretenu par les traditions séculaires qui perdurent explique-t-il d'une part le fait que peu de femmes secouent le carcan de l'emprise masculine lors des études de médecine, et d'autre part le fait que les hommes gardent une primauté dans le déroulé de la carrière universitaire ? Cela ne devrait avoir de cesse de nous interroger.

III

Paris, douleur et bonheur

« Tu sais, les relations à distance, ce n'est pas pour moi. Si tu veux que l'on ait un avenir ensemble, il faudra que tu viennes à Paris. » Le ton était donné. J'étais en sixième année de médecine à l'université de Grenoble, cela faisait un peu plus d'un an que j'étais revenue d'un échange Erasmus à Galway, en Irlande, une parenthèse de neuf mois faite de Guinness et de randonnées au pays des lacs du Connemara avec des camarades étudiants de tous horizons, melting-pot joyeux et insouciant. De cette période, d'ailleurs, je garde des lacunes énormes de formation sur la santé des femmes, car l'interdiction des interruptions de grossesse qui avait cours en Irlande à cette période rendait impossible l'apprentissage d'une bonne partie de la gynécologie et de l'obstétrique : pas d'éducation aux méthodes de contraception ni de diagnostic anténatal puisque pas d'avortement, pas de véritable initiation à la santé sexuelle puisque les rapports sexuels n'avaient qu'un but reproductif au sein du couple évidemment marié… L'Irlande des années 2020 n'est heureusement plus celle des années 1990 et les femmes y ont petit à petit gagné le droit de disposer de leur corps sans rendre de comptes à l'État ou à un compagnon de lit.

Dès mon retour, j'ai commencé à préparer le concours de l'internat. J'avais rencontré depuis quelques mois celui qui allait devenir le père de ma fille aînée. La suite de ses études (il venait d'être accepté comme étudiant en thèse à l'École des Mines de Paris) lui a fait quitter Grenoble, tandis que moi, je faisais des allers-retours à Paris pour suivre, une fois par semaine, les conférences de préparation au concours de l'internat, qui à l'époque n'étaient pas organisées dans mon université. C'était une relation fusionnelle, torturée, dans laquelle constamment je marchais sur la ligne de crête entre le bonheur total et l'angoisse d'abandon. Quand il m'a dit que si mes choix d'interne me menaient loin de Paris, ce serait fini, ma décision de sauter le pas et de quitter le Sud-Est a été prise en une minute, celle dont nous avions besoin à l'époque pour appuyer sur la touche du Minitel qui permettait de lister nos choix de régions et de villes où passer notre internat.

Mon arrivée à Paris n'a pas été la période la plus heureuse de mes études. Quand je m'y suis installée, en octobre 1994, j'ai passé de longues journées à chercher un appartement, errant d'un arrondissement à un autre, à faire la queue dans des escaliers d'immeubles bondés de jeunes gens qui, comme moi, pensaient initialement que décrocher un lieu où habiter n'était qu'une affaire de discussions avec le propriétaire. J'ai découvert le mépris de ceux qui possèdent envers ceux qui louent, en particulier quand ceux qui louent n'ont pas trois feuilles de paie et une double caution de leurs parents. Le désenchantement a été immense : j'ai dû renoncer à louer mon propre appartement et je suis restée à partager avec mon compagnon son petit studio du XIIIe arrondissement, rue Xaintrailles. Nous n'avions pas d'argent, car son allocation de thèse n'était pas au niveau du coût de la vie à Paris, tandis que le montant de mes premiers mois de salaire était misérable, à peine l'équivalent mensuel de mille euros actuels. En 1995, une impressionnante grève des transports a paralysé la ville pendant des semaines. Il n'y avait ni bus ni métro, seules les navettes fluviales qui fonctionnaient encore permettaient de remonter la Seine. À cette époque, j'étais en stage au siège des Hôpitaux de Paris, et tous les jours je marchais des heures pour aller travailler et rentrer chez moi, très dure période au cours de laquelle mes seuls petits moments de plaisir étaient ce trajet avec cette fameuse navette fluviale entre le pont de Bercy et le quai de l'Hôtel de Ville. Le manque d'argent a jeté beaucoup d'amertume sur cette période de notre vie ; les repas étaient chiches, les plaisirs, si possible gratuits (le musée les premiers dimanches du mois) ou le moins chers possible (les places à l'opéra, derrière les piliers sans visibilité, après avoir fait deux heures de queue sur le trottoir, place de la Bastille). Et souvent, une fois le loyer payé et les factures réglées, il ne nous restait rien. C'est pourquoi j'ai rapidement cherché du travail en plus de mes stages d'interne, tout d'abord en accumulant les gardes de nuit aux urgences, à une époque où le repos compensateur, à savoir une journée de repos chez soi après une nuit de garde aux urgences, n'existait pas ; autant dire que l'épuisement faisait partie de notre quotidien d'internes. Puis j'ai dû accepter des petits boulots, de la rédaction scientifique, des analyses de données, et j'ai même travaillé à imaginer des slogans pour vendre des médicaments (je n'avais pas assez d'imagination, cela s'est mal fini et j'ai été mise à la porte sans même recevoir mon salaire des dernières semaines).

En parallèle, le travail d'interne me prenait beaucoup de temps et d'efforts, car j'avais l'impression d'un retour à la case départ. En effet, la spécialité que j'avais choisie, la santé publique, n'est pas enseignée pendant les premières années de médecine, ce que l'on appelle l'externat. Ainsi, privée de bases pour comprendre le contenu des stages que je faisais, d'abord en santé communautaire, puis en politiques de santé et en épidémiologie, il me fallait tout apprendre, comme si je recommençais à vingt-quatre ans l'intégralité de mes études.

Je me rappelle en particulier mon premier stage d'interne. L'informatisation du quotidien balbutiait, nous étions équipés d'antiques ordinateurs, sur lesquels j'avais appris à programmer sous DOS pour analyser des données, que mon co-interne appelait « les moulinettes à persil ». Le chef de service, un homme d'une grande culture de santé publique mais très absent de notre quotidien, incapable de transmettre ses connaissances et ne nous portant aucune attention, était secondé par une maîtresse de conférences, cassante, autoritaire, qui n'a pas facilité le déroulement de mon stage. Femme de pouvoir dans un monde universitaire qui était alors essentiellement masculin, elle en adoptait tous les excès – hubris, excès de colère, excès de violence verbale –, comme si, pour asseoir sa légitimité et conforter ses compétences, elle devait exercer ses fonctions dans l'humiliation.

Lors de l'entretien pour l'évaluation finale de mon stage, elle m'a ainsi tenu des propos d'une rare violence : « Tu es sympa, tu as un bon contact avec les gens. Mais je pense que tu as fait une erreur d'orientation. La médecine, ça n'est pas fait pour toi. » Je suis rentrée chez moi en larmes, défaite, la tête pleine de doutes. Et si elle avait raison ? Et si je m'étais trompée ? Et si ce choix de spécialité et ce choix de ville étaient une erreur ? Être venue à Paris pour suivre un homme... et voilà où j'en étais, humiliée, découragée, en arrivant à douter de cette vocation qui m'avait portée depuis tant d'années. Vingt ans déjà que je poursuivais ce rêve d'être médecin, et voilà que des paroles inconsidérées jetaient un voile de doute sur mes choix et me laissaient un terrible sentiment d'imposture. Depuis, j'ai croisé plusieurs fois des femmes comme elle à des postes à responsabilités, persuadées qu'il leur faut exprimer des traits que l'on prête plutôt aux hommes, une forme d'autoritarisme mâtiné de séduction et d'emprise, avec une dose de manipulation. À Grenoble, tous les chefs de service que j'avais rencontrés étaient des hommes. Dans le milieu médical parisien, je me rendais compte que les quelques femmes qui s'étaient fait une place au sommet de cette pyramide masculine avaient dû en payer un prix exorbitant, fait de batailles quotidiennes pour garder leur place au soleil. Je me souviens par exemple de cette professeure, belle et charismatique, qui m'a raconté des années plus tard les humiliations vécues chaque jour, quand son expertise aurait dû la propulser au sommet et que son chef de service l'a maintenue des années au bas de la pyramide universitaire parce qu'il fallait favoriser le fils d'untel haut placé dans les cabinets ministériels. La capitale, loin de la cité lumineuse que j'avais imaginée, prenait l'allure d'un royaume des hypocrites et des faux-semblants.

Dans le milieu médical parisien, la plupart des médecins se connaissaient depuis toujours, dans une espèce d'endogamie qui peut être assez délétère et favoriser le clientélisme. Ils avaient fréquenté les mêmes lycées, les mêmes soirées, partageaient amis et souvenirs, pour beaucoup allaient remplacer leurs parents dans leur cabinet privé ou deviendraient chefs de service à la place de leur père chef de service. Leurs habitudes étaient radicalement différentes des miennes. Où sortir ? Comment s'habiller ? Quelle musique écouter ? Cette foule de détails pourtant essentiels, on ne me les avait pas appris. Pour s'intégrer, il fallait les acquérir. Ou on restait à la marge.

Différentes enquêtes menées sous l'égide du ministère de la Recherche et de l'Enseignement supérieur auprès des internes ont prouvé aujourd'hui que venir de région et arriver à Paris sans famille sont des facteurs majeurs de risque psychosocial, autrement dit de dépression ou de tentative de suicide. Je n'ai jamais essayé de mettre fin à mes jours, mais les épisodes de dépression étaient récurrents, et l'impression de ne pas être à la hauteur, familière. Les étudiants en médecine sont nombreux à se suicider. Pendant mon cursus, j'en ai connu deux. Le premier, interne en pharmacie, était un garçon brillant, extraverti, gentil, très présent dans le service. Il était passionné par la prise en charge thérapeutique du VIH et nous échangions souvent à ce sujet. Un matin, il n'est pas venu. On a essayé de le joindre, sans succès. Le soir, ses co-internes, inquiets, sont allés chez lui. Tout était fermé. Ils ont fait défoncer la porte de son appartement. Il s'était suicidé en avalant des médicaments pris à l'hôpital. La seconde, une fille externe de sixième année, s'est également suicidée chez elle. J'étais alors cheffe de clinique, au début des années 2000, et je venais de finir mon internat. Difficile de savoir a posteriori ce qui a motivé ces décisions tragiques. Autant l'un que l'autre donnaient le change à l'hôpital, participaient à la vie étudiante et n'étaient pas identifiés comme dépressifs. Le travail de deuil est long et la petite équipe que nous étions dans le service est demeurée longtemps dans un état de sidération.

Aujourd'hui, parce que je coordonne la formation des internes en maladies infectieuses en Île-de-France, j'ai reçu une formation spécifique sur la prévention et le dépistage du risque psychosocial. Les internes qui arrivent de région, sans famille vers laquelle se tourner, y sont davantage exposés. Une enquête de l'Intersyndicale nationale des internes (ISNI) effectuée en 2017 a ainsi rapporté que 23 % des internes avaient déjà eu des pensées suicidaires, et quasi 4 % avaient déjà attenté à leur vie. On estime entre dix et vingt le nombre d'internes qui se suicident chaque année, et c'est un euphémisme de dire qu'il s'agit d'une faillite de notre société tout entière que de former des jeunes pendant vingt ans pour que, arrivés au moment où ils pourraient rendre à chacun d'entre nous, en nous soignant, ce que la société leur a apporté en les formant, ils meurent parce que la société a exacerbé leurs fragilités. Cela aurait pu être mon cas, et je me reconnais dans cette vulnérabilité, moi qui accumulais les fragilités : le déracinement, l'excès de travail, le manque d'argent, le sentiment d'imposture et probablement aussi le fait d'être une femme qui ne maîtrisait pas ces fameux codes. Les nuits parisiennes ne ressemblaient pas à celles de Grenoble : cocaïne à foison, et alcool en quantité délirante. Je me souviens en particulier d'une soirée de tonus, ces événements festifs qui rythment les semestres de l'internat, au début ou à la fin des six mois de stage. Le thème était très sexualisé et tournait autour du cirque. Les organisateurs avaient fait venir une véritable troupe, avec un éléphant qui avait traversé les allées de la Pitié-Salpêtrière tandis que la bière coulait à flots sous les fresques érotiques de la salle de garde.

Les corporations d'étudiants avaient des contrats avec des grands fournisseurs de bière. Celle de l'hôpital de la Pitié-Salpêtrière, par exemple, s'était associé à Heineken. Le litre s'achetait cinquante centimes. On imagine les dérives et les excès qu'une telle réduction entraînait dans les soirées. Se faire des amis alors que ni la drogue ni la boisson ne faisaient partie de mes loisirs s'avérait compliqué. Pourtant, j'ai créé des liens avec quelques camarades de promo. J'ai notamment rencontré deux garçons brillants, sympas, et nous avons décidé d'écrire un livre pour former les jeunes internes à la santé publique.

À l'époque, on manquait de manuels à destination des étudiants et des professionnels sur la discipline. Nous nous étions réparti les chapitres à écrire. J'étais fière de participer au projet de cet ouvrage, c'était une forme de reconnaissance pour moi, intégrée à cette promo de jeunes Parisiens assez intellos qui ambitionnaient de révolutionner la santé publique (d'ailleurs, beaucoup sont devenus conseillers de ministres, voire directeur général de la Santé pour l'un d'eux). L'écriture des chapitres m'a demandé beaucoup d'énergie, en sus de mon travail d'interne, de mes petits boulots alimentaires et de la licence de santé publique que je préparais en parallèle, à l'université Paris XI. Il n'y avait pas à cette époque de téléphone portable, donc pas de SMS, pas de mails. La communication passait par les téléphones fixes ou par courrier simple.

C'est ainsi qu'un jour, alors que je sentais depuis quelques semaines un refroidissement dans nos relations orales (teintées de critiques sur ma façon d'écrire, mon choix de vocabulaire, les tournures de phrase), j'ai reçu un courrier signé de l'un de mes deux camarades, m'informant que le contenu du livre qui m'était dévolu n'était pas au niveau de l'ouvrage tel qu'attendu, que la réécriture de mes chapitres demanderait beaucoup de temps, et qu'en conséquence, l'éditeur avait décidé qu'il n'y aurait que deux auteurs, eux. Jusque-là, je n'avais jamais douté de mes capacités de rédaction, j'aimais écrire depuis toujours, et voilà qu'un garçon arrogant remettait en cause mon talent d'écriture. L'autre auteur est resté très silencieux, probablement gêné mais ne voulant pas sacrifier cette amitié à la défense d'une fille, qui plus est provinciale. J'en ai perdu le sommeil. C'était la première fois que l'on me confrontait directement sur le terrain de l'imposture : on a voulu me faire sentir que je m'arrogeais à tort une place que l'on me déniait, ici. L'enjeu, pourtant assez mineur avec le recul que confère le temps qui passe, me semblait alors insurmontable, j'étais incapable d'affronter ces deux collègues pour faire valoir mes droits. Poussée par mes amis proches, je suis finalement allée voir un avocat qui, pour calmer la tension, a rédigé une lettre à leur attention. En l'espace de quelques jours, tout a changé, j'ai reçu un contrat d'édition, le livre a pu paraître avec ma signature et s'est d'ailleurs bien vendu !

Au moment de sa sortie, je suis partie pour un an à l'étranger. J'ai eu l'impression de prendre la fuite, de mettre de la distance entre cette période de ma vie et moi. J'ai revu ce camarade de promo quelques années plus tard, après qu'il eut fait la démarche de reprendre contact avec moi. Évidemment, l'histoire autour de ce livre était encore prégnante pour moi. Ses explications sont restées assez peu compréhensibles, une histoire de sentiment amoureux déçu dont je n'avais même pas eu conscience (il était marié, avec des enfants), peut-être un soupçon de jalousie ou d'envie. En tout cas, la leçon que j'en ai tirée après toutes ces années et que j'ai partagée avec les femmes plus jeunes venues me demander conseil pour leur carrière, c'est de ne jamais lâcher. De chercher au plus profond de soi ce qui motive nos envies (d'écriture, de recherche), de suivre cette envie quel que soit l'obstacle qu'on rencontre (qui peut être contourné) et de savoir s'entourer pour trouver du soutien dans l'adversité.

IV

Un an sur la route

À deux pas du sanctuaire de l'imamzadeh Hasan, au cœur de Téhéran, nous déambulions dans les allées du grand marché aux vêtements sous une chaleur oppressante qui creusait des rigoles de sueur sur les joues des acheteuses voilées du tchador noir de rigueur ou du hijab coloré, d'où aucune mèche de cheveux ne dépassait. En shalwar kameez et pashmina beige, je cherchais moi aussi un souffle d'air, mes poignets, mes chevilles, mon front et mon menton bien cachés dans le coton serré de mes vêtements. Septembre 1996, les talibans venaient de prendre Kaboul ; mon voyage en Asie centrale, durant lequel je travaillais de-ci de-là comme jeune médecin en centres de soins de santé primaire, m'avait menée à Téhéran, avant de me conduire, quelques semaines plus tard, au pied du volcan Damavand pour y soigner les nomades.

D'aussi loin que je me souvienne, à l'école primaire puis au collège, j'ai correspondu avec l'ailleurs. Ces pages entières de coordonnées d'inconnus que l'on récupérait de nos enseignants ou que l'on trouvait dans les magazines, c'était un ancêtre en papier de notre Internet actuel. À ces adresses étrangères, j'envoyais des lettres qui racontaient mes journées d'écolière des années 1980, comment je rêvais d'espaces lointains et comment je vivais le présent, les virées en train à Grenoble ou Chambéry comme le summum de l'indépendance quand j'ai eu quatorze ans. Et chaque jour, je me précipitais vers la boîte aux lettres au retour de l'école pour voir si mes appels à l'ailleurs recevaient une réponse de l'autre côté de la Terre.

L'une de ces correspondantes a compté plus que les autres. Après plusieurs mois d'échanges épistolaires, Erika, américaine, m'avait invitée à passer quelques semaines chez elle en Californie. Elle vivait dans une villa de Beverly Hills avec ses parents, tous deux avocats de célébrités. C'était l'été 1984, les Jeux olympiques avaient embrasé la ville; pendant plusieurs semaines, j'ai vécu la jeunesse dorée des ados de la côte ouest, entre sessions aux Jeux et virées à la plage. C'était la première fois que je partais si loin sans mes parents, la première fois que je prenais l'avion. Je me rappelle mes premiers pas à l'aéroport de LAX. Je marche dans l'immense couloir qui mène aux guichets de l'immigration, derrière le verre fumé des hautes baies vitrées je devine le bleu outremer du ciel californien, le soleil aveuglant et l'air cristallin. Avant même de franchir les portes, je suis saisie par la démesure des lieux, par la liberté singulière qui flotte dans l'air et la sensation intense que tout est possible ici : grandir, s'affranchir, aimer. Le vertige d'une possibilité me traverse l'esprit. Juste quelques secondes. Et si je ne rejoignais pas la famille de ma correspondante ? Et si je partais de mon côté, à l'aventure ? Évidemment, j'ai quatorze ans et j'en parais à peine douze, pas d'argent, des parents angoissés de l'autre côté de l'Atlantique qui doivent déjà attendre au bout du téléphone fixe l'appel qui leur confirmera que je suis entre de bonnes mains. J'ai chassé cette pensée pour rejoindre Erika et les siens. Mais cet appel du voyage que symbolise le Pacifique, un horizon plus lointain que n'importe où ailleurs, ne m'a jamais quittée.

Je suis retournée en Californie, avec la sensation sans cesse renouvelée que ce territoire m'octroyait une liberté inédite. Là-bas, j'avais l'impression de laisser derrière moi une vie d'ado qui grandit dans l'horizon clos des montagnes. Après cette escapade américaine, j'ai pris l'habitude de partir seule, à travers l'Europe. Chaque voyage confirmait une évidence : ailleurs, je respirais mieux. Loin, je me sentais plus libre.

C'est dans la lignée de ces voyages adolescents que je suis partie un an, avec mon compagnon d'alors, sur les traces de Nicolas Bouvier, l'écrivain dont les livres me transportaient à travers l'Asie centrale, destination l'Afghanistan, l'Inde et la Chine. J'avais vingt-six ans et nous avions décidé de prendre une année de disponibilité, moi au cœur de mon internat et lui avant de plonger dans la vie active. Nous avions acheté dans un surplus allemand un vieux Land Rover 110 4x4 blanc châssis long des Nations unies pour notre périple. Nous l'avions équipé pour le transformer en petite maison qui nous porterait en son ventre pendant ces mois sur la route. Le toit se soulevait pour prendre la forme d'une « chambre à coucher », l'arrière était muni d'une petite cuisine et d'une bibliothèque, avec une place pour des skis (en bons Grenoblois) dans des caissons sur les côtés. Et nous avons débuté notre épopée qui devait nous mener jusqu'en Inde. Nous avons traversé l'Italie, la Grèce, la Turquie, pour rejoindre l'Iran où nous avions prévu de rester plusieurs mois.

L'un de mes objectifs était de travailler au fil de nos étapes dans des centres de santé primaire tout en vivant au plus près des gens, loin des villes, en suivant les conseils de Didier Fassin. En effet, à cette époque, j'étais au milieu de mon internat de santé publique et je découvrais l'anthropologie de la santé. J'étais allée rencontrer le médecin anthropologue pour lui demander conseil sur ce que je pouvais tirer de ce voyage sur le plan académique. Il avait souri quand je lui avais exposé les raisons de ma venue (« Plutôt que vouloir en faire un objet d'étude, observez et écoutez, et vous verrez ce qu'il en restera au retour »), et il m'avait montré un chemin symbolique en me disant de m'inspirer de Michel Leiris avec son *Afrique fantôme*, cette traversée initiatique de l'Afrique d'ouest en est tout en introspection et expériences intérieures.

Et c'est ainsi qu'en cette fin d'après-midi au temps bien lourd, nous étions partis chercher un peu de fraîcheur dans le parc Velayat. Assis l'un contre l'autre sur le gazon clairsemé, nous parlions de la journée du lendemain, où nous allions quitter la capitale, quand elles sont arrivées, les gardiennes de la Gasht-e Ershad. Mon voile avait glissé et laissait dépasser mes cheveux sur mes oreilles et, probablement, je me tenais trop près de mon compagnon, car j'ai compris des gestes de leurs mains et de leurs paroles brutales que je devais reculer, remettre mon voile, montrer mes papiers d'identité et surtout déguerpir. Nos faux papiers de mariage nous ont sans doute évité le poste de police ! J'ai gardé au fond de moi l'humiliation de n'être rien aux yeux de ces femmes toutes-puissantes, d'être même moins que rien quand je voyais les chiens déambuler librement, eux, sans maître et sans entraves dans Téhéran, cette prison pour femmes. Je découvrais l'un des endroits sur Terre où les conditions de vie des femmes sont parmi les plus dures, les plus contraignantes. Le voile les rendait invisibles, elles qui étaient la moitié de la population de ce pays ; il effaçait leur existence de l'espace public.

Ce premier contact rugueux a laissé une trace amère qu'a adoucie le travail dans les centres de santé, où ma présence féminine a attiré mes alter ego en soumission forcée, des femmes qui derrière la porte close de la salle d'examen laissaient tomber le voile, osaient montrer leur ventre, leurs seins, leur gorge et toute leur intimité. Certaines avaient même passé leur vie à défier l'ordre moral dans leur foyer, dans le cercle de leurs amis, mais rarement dans l'espace public comme cela est arrivé depuis 2022 et le martyre de Mahsa Amini.

Paradoxalement, le voile me rendait extrêmement présente dans l'inconscient des hommes que l'on croisait. La négation de notre condition féminine nous réifie sans supprimer l'obsession que représente l'interdiction de nous voir et encore plus de nous toucher. Dans les marchés publics, dans les transports en commun, j'ai souvent senti tout au long de ce périple des mains d'hommes toucher mes hanches, chercher fugacement sous mes vêtements amples les courbures cachées de mes fesses. Un jour où nous visitions le site historique de Persépolis, seuls touristes au milieu du champ immense et grandiose de ruines restaurées, le garçon du coin qui nous servait de guide s'est jeté sur moi, les yeux hagards, et a commencé à me toucher sous mon voile, alors que mon compagnon s'était éloigné pour prendre des photos. Je l'ai repoussé vigoureusement, j'ai sorti les poings en l'injuriant et hurlé pour alerter. Il n'y avait personne. Bien plus tard, alors que j'avais peine à raconter à mon compagnon ce qui venait de se passer, une agression sexuelle, je me suis rendu compte, peut-être pour la première fois de ma vie de façon consciente, combien ce que j'allais beaucoup plus tard qualifier de domination masculine après avoir lu Bourdieu conditionnait ma vie tous les jours, et particulièrement mon quotidien de soignante aux prises avec l'iniquité de genre.

Un soir, à Yazd, une de ces villes légendaires qui parsèment la route de la soie, alors que nous achetions sur un étal de marché des brochettes de poulet, un homme nous a abordés, en anglais, pour nous inviter à une fête qu'il organisait chez lui. Pour rendre hommage à cette hospitalité spontanée, j'ai bien fait attention à couvrir correctement mes chevilles et mes poignets, à attacher mes cheveux pour qu'aucun ne dépasse de mon voile blanc bordé de bleu. Et cependant... par l'entrebâillement de la porte d'entrée derrière laquelle on pouvait deviner une grande maison autour d'un patio éclairé aux bougies, nous avons vu les femmes sans voile, pour la plupart en mini-jupe et maquillées. Cela faisait presque un mois que nous étions en Iran et nous n'avions croisé que des femmes voilées de noir. Nous avons passé une soirée à boire de l'alcool distillé sur place (ah, cette vodka maison sous les bougainvilliers !) et à les regarder fumer tout en dansant sur les chansons de Madonna.

Aux États-Unis, pays qui abrite la plus grande diaspora iranienne au monde, nombre de médecins de renom sont des femmes d'origine iranienne qui ont fui avec leur famille la répression de la fin des années 1970. En France, beaucoup sont mes amies, mes collègues, chercheuses en science, dirigeantes d'entreprises pharmaceutiques, chefs de service de médecine en CHU, infirmières, médecins généralistes ; beaucoup sont mes internes, descendantes de parents dont les parents ont tout laissé derrière eux, contraints à l'exil par l'avènement de la république des mollahs. Et dans cet exil, elles sont devenues des femmes libres et fortes, elles sont ici le miroir de celles là-bas, privées de liberté mais pas de force. Depuis mon retour d'Asie centrale, j'ai souvent repensé à toutes ces femmes dont j'ai croisé le chemin, incroyablement puissantes malgré la soumission forcée. Cette toute jeune assistante médicale par exemple, qui m'avait secondée sur les pentes du Damavand, qu'est-elle devenue, cette jeune fille de nomades sans hijab qui parlait deux mots d'anglais et voulait aller à Téhéran apprendre la médecine ? Dans ce village niché sur les coteaux du volcan, nous sommes restés une quinzaine de jours et avons établi une petite infirmerie à la demande du chef du village qui avait remarqué les cartons de médicaments que nous transportions pour les dispensaires. Les nomades s'établissaient ici chaque année pendant la saison chaude pour y faire paître leurs bêtes, des moutons, des chèvres et quelques chiens faméliques chargés de garder les troupeaux en compagnie des enfants. Sur les pentes du Damavand, les nouvelles vont vite, portées par les colporteurs qui d'un village à l'autre partagent les infos et vendent de quoi tenir pendant les longs mois loin de la ville. Et celle de l'installation de notre petite infirmerie a fait l'effet d'une traînée de poudre. Dès le lendemain, certains habitants ont marché deux voire trois heures pour rejoindre notre campement et m'apporter leurs maux. Maryam, mon aide médicale, faisait la traduction tout en aidant les patientes à se déshabiller de leurs couches superposées de vêtements crasseux.

Mais ces femmes, avec leur regard franc, leurs yeux souvent rieurs, entourés de petites rides comme des étoiles qui se plissent au soleil, avaient une dignité farouche qui en faisait des femmes debout et, qui comme les roseaux, ne faisaient que ployer sous le poids de la domination d'État sans jamais casser. Fatemeh, elle aussi, est arrivée un matin, après avoir marché deux heures, très enceinte, des gestes las pour entraîner à ses côtés deux petites filles dont l'une avait le pied enflé et manifestement infecté. Un morceau de verre a entaillé la peau de la cheville dix jours auparavant, un abcès s'est formé, le pied est sale, très douloureux. Fatemeh est très inquiète et j'apprends par mon auxiliaire de soins qu'elle a lavé la plaie, appliqué des décoctions mais n'a pu juguler l'extension de l'infection. Je pare les chairs, je panse la plaie, désinfecte et décide de mettre l'enfant sous antibiotiques pour plusieurs jours. À aucun moment, cette petite fille qui devait beaucoup souffrir n'a pleuré ni même retiré son pied de mes mains pendant les soins. Ses yeux, d'où perlaient des larmes, sont restés fixés sur mon visage pendant toute la durée de l'intervention. Le courage commence tôt quand on naît femme en Iran, et je me suis demandé si, comme moi des années auparavant, elle puisait des forces en ce docteur qui prenait soin d'elle pour en faire une petite fille debout, si elle deviendrait alors l'une de ces femmes qui lors du printemps de Téhéran allaient abattre les dogmes pour renverser l'ordre établi.

Au Pakistan, sur la route de Peshawar le long de la frontière avec l'Afghanistan où nous nous sommes rendus plus tard, je portais encore le shalwar karmeez. Là-bas, aucune obligation pour une femme occidentale de porter le voile. Ce fut une libération d'abord, puis très rapidement un enfer, j'étais devenue un objet permanent de concupiscence. Sans voile, je me sentais nue, dévorée par les regards des hommes, cible d'un désir insupportable et étouffant, alors que les femmes ici étaient encore plus contraintes que les femmes iraniennes, car cachées comme en Afghanistan sous la burqa bleu indigo. Pourtant, j'y ai vécu un moment plein de grâce quand nous avons été invités par un chef de tribu pachtoune à partager le banquet de midi, alors que nous traversions le village à bord de notre Land Rover. Sans voile, j'ai rencontré les hommes du village rassemblés à l'ombre d'un grand auvent, les paroles de politesse répétées en s'inclinant, sous l'aura de mon compagnon, qui manifestement pour eux exerçait le rôle de garant protecteur. Au moment de passer à table, une femme est sortie d'une bâtisse et m'a fait signe de la suivre. J'ai interrogé du regard mon compagnon qui d'un haussement d'épaules m'a signifié la même interrogation que celle que j'avais sur les raisons de mon éloignement du groupe des hommes. Mais j'ai rapidement compris : les femmes allaient servir le repas des hommes tandis que nous, nous allions déjeuner à l'abri des regards, derrière les murs des maisons. Et là de nouveau, comme en Iran plus tôt, une fois la porte fermée, ces femmes ont enlevé la burqa sous laquelle certaines portaient des jeans, et pendant deux heures le repas n'a été que gloussements, rires, paroles en ourdou et gais fredonnements. Quel contraste entre l'austérité renvoyée par l'image publique de ces femmes et la vivacité de leur comportement en privé !

Il est douloureux de constater que là-bas, un objet aussi banal qu'un morceau de tissu témoigne de la plus ancienne des dominations qui structurent encore l'ordre mondial, celle qu'exercent, et pas qu'en Iran ou au Pakistan, malheureusement, les hommes sur les femmes. Notre période est bien troublée pour les femmes que nous sommes à travers le monde, frappées à mort pour mal porter le voile, condamnées à être lapidées quand on en aime un autre, à qui on refuse l'IVG même après avoir été violées, ou encore giflées par des hommes politiques qui voudraient se voir pourtant confier de hautes responsabilités. Je ne sais pas si derrière le voile, la burqa, écrasées par le poids des traditions, les jeunes femmes que j'ai rencontrées parmi les plus pauvres d'Asie centrale ont pour certaines d'entre elles pu faire bouger le joug de cette domination.

Quelle image ai-je renvoyée à Maryam et à la petite fille de Fatemeh ? Est-ce celle d'une femme assez libre pour voyager à travers le monde, non pas derrière mais aux côtés d'un homme qui l'accompagne ? Est-ce qu'elles ont pu percevoir malgré la barrière de la langue l'altruisme du docteur qui soigne chacun à égalité, chef du village ou petit enfant, jeune femme pubère ou vieil homme aveugle, toutes et tous égaux face à la maladie ?

Je garde de cette année sur les routes d'Asie centrale une indicible richesse intérieure qui a renforcé mes convictions de soignante au prisme desquelles le serment d'Hippocrate que j'allais signer trois ans plus tard prendrait tout son sens : « Mon premier souci sera de rétablir, de préserver ou de promouvoir la santé dans tous ses éléments, physiques et mentaux, individuels et sociaux. Je respecterai toutes les personnes, leur autonomie et leur volonté, sans aucune discrimination selon leur état ou leurs convictions. Je donnerai mes soins à l'indigent et à quiconque me les demandera. Je ne me laisserai pas influencer par la soif du gain ou la recherche de la gloire. »

V

Médecine et santé publique

Janvier 2003. Cela fait à peine quelques heures que je suis arrivée au Vietnam, à Ho Chi Minh-Ville, l'ancienne Saigon qui, dans mon imaginaire, est peuplée de ruelles étroites, de cyclopousses conduits avec agilité dans la foule des marchés, de vendeurs d'eau à la criée et de jeunes filles en áo dài. Pourtant, ce qui m'amenait ici ne rimait en rien avec l'univers de Duras. La ville est un poumon asphyxié par les motos, dont le cœur bat au rythme des klaxons. C'est l'odeur qui, après la vue, saisit et bouleverse les sens, l'odeur des bidonvilles sur pilotis, à moitié noyés dans les canaux putrides. Il paraît que la marée du Mékong y charrie sa valse quotidienne d'excréments, de ferrailles et de papiers gras. C'est par là, avec l'équipe mobile et Vincent, le chef de projet aux éternelles sandales beiges, chemise à manches longues et pantalon flottant sur son grand corps dégingandé, que j'ai commencé la tournée nocturne des sans-abris, des travailleuses du sexe et des usagers de drogues. Cette tournée s'inscrit dans le programme que j'ai dirigé pendant dix ans comme responsable de mission pour le compte de Médecins du monde, un programme de dépistage et d'accès aux médicaments contre le VIH, doublé d'un volet social de réinsertion, à destination des plus vulnérables d'entre les vulnérables. L'équipe mobile s'est préparée dans l'enceinte de An Hoa, le dispensaire qu'a créé l'ONG deux ans plus tôt. C'était une belle bâtisse bleue dont la propreté et le volume tranchaient avec les maisons environnantes, amas de carton, de tôle et de jonc tressé. Au détour d'une ruelle s'ouvrait une placette sur laquelle donnait le grand portail du centre An Hoa, où les pauvres du district pouvaient recevoir soins primaires, médicaments essentiels, ou bien encore suivre les conseils d'éducation à la santé sur la prévention du sida et des infections sexuellement transmissibles. Il était 18 heures quand nous sommes partis pour une tournée de cinq heures, entre taudis et grandes artères arpentées par les travailleuses et travailleurs du sexe. Les filles, parfois presque des gamines, demandaient préservatifs et seringues sous le regard des hommes qui les mettaient sur le trottoir et qui surveillaient l'arrivée de la police au coin des rues. La sentence quand elles se faisaient attraper : trois ans de « camp de rééducation » au loin, dans la province... L'assistant-médecin de l'équipe mobile distribuait soins et médicaments, tandis que l'assistante sociale évaluait rapidement la situation de chacun en matière de travail et de logement, et incitait les plus pauvres à venir chercher un repas au dispensaire. C'était souvent de la part de l'équipe une caresse sur le bras, la main sur une épaule ou bien un sourire éclatant, chacun de ces petits gestes qui adoucissent un peu la nuit sale où errent ces relégués de la société.

Comment me suis-je retrouvée, alors interne, avec une responsabilité aussi importante ? Cela a tenu à un choix et à une personne. Le choix tout d'abord, celui de la santé publique, que j'ai fait en 1994 à l'issue du concours de l'internat. Pendant mes études, je n'ai pas su tout de suite vers quelle spécialité me tourner. Plusieurs disciplines m'intéressaient sans me passionner complètement : j'aimais l'ORL, mais est-ce que l'oreille interne garderait encore du mystère après vingt ans passés à opérer sous microscope ? Je trouvais fascinant la neurochirurgie, mais, à la réflexion, c'était davantage l'image de ce professeur grenoblois grand spécialiste de la chirurgie du Parkinson qui m'impressionnait. J'hésitais donc, beaucoup. En 1994, l'internat qui nous ouvrait la voie de la spécialisation en médecine se divisait en deux concours, un dans le Nord et un dans le Sud, donc deux classements qui nous permettaient de choisir la spécialité et la ville d'exercice en fonction de notre rang. Puis un heureux hasard a infléchi mon destin.

J'avais lu dans *Le Quotidien du médecin* un article qui racontait le parcours d'un homme, François, spécialiste de santé publique, qui montait des projets dans les pays à ressources limitées. Il travaillait au sein d'une entreprise qui n'existe plus aujourd'hui mais dont l'objectif était de conseiller les structures publiques et parapubliques actives dans le domaine du développement. En collaboration avec des agences onusiennes telles que l'UNICEF ou l'OMS, elles étaient chargées d'élaborer des projets pour atteindre les objectifs de développement fixées par ces agences en matière de lutte contre la malnutrition, pour l'assainissement, l'alphabétisation, ou encore pour étendre la couverture vaccinale contre ces maladies infectieuses responsables d'une mortalité infantile injustement élevée alors que des vaccins efficaces devraient en permettre l'éradication : poliomyélite, rougeole, tétanos, hépatite B... Cela m'a tout de suite passionnée.

Empreinte de cette timidité que je liais à mon éducation dans une petite université de province, j'ai mis du temps à écrire au journal une lettre qui finalement est arrivé à cet homme dont le profil me fascinait, et, à mon plus grand étonnement, il m'a proposé de le rencontrer à Paris. J'étais ravie qu'il me réponde, encore plus qu'il accepte de me recevoir. Pour la première fois, je touchais du doigt ce que pouvait être une vie professionnelle en dehors de l'hôpital, le conseil, la stratégie, la politique. Dans l'open space de l'entreprise de conseil où il était employé, François m'a expliqué pendant toute une après-midi en quoi consistaient ses missions. En l'écoutant parler, j'ai su que c'était ça que je voulais faire : de la santé publique. Je découvrais comment des programmes bien construits pouvaient changer la vie non pas d'une personne que l'on sauvait de la maladie mais d'une population entière dont on pouvait augmenter l'espérance de vie en s'attaquant aux racines de cette maladie : la désinsectisation pour le paludisme, la vaccination pour l'hépatite B, l'assainissement pour les diarrhées infantiles, première cause de décès pour les enfants des pays à ressources limitées.

La pandémie de Covid-19 nous a d'ailleurs montré combien la santé publique est indissociable du soin direct aux patients : au-delà des traitements que l'on a su mieux utiliser avec le temps, de sorte que l'on puisse soigner les personnes infectées, c'est surtout la prévention qui nous a fait sortir de l'épidémie et a permis de diminuer la mortalité : la prévention de la transmission par les mesures de protection, masques, confinement, isolement, puis la prévention de la maladie elle-même par la vaccination. Pourtant, cette spécialité est largement stigmatisée dans le milieu médical et ceux qui la choisissent sont souvent ceux qui arrivent derniers du classement de l'internat. Comble du mépris, ils ne sont souvent pas considérés – à tort – comme de vrais docteurs. Soigner une personne porte en effet une dimension sacrée, le pouvoir d'aider à la vie et de combattre la mort, tandis que la santé publique, qui s'adresse à la santé de la population, s'inscrit dans le long terme et ne rend pas une image aussi flamboyante de l'exercice de la médecine. L'OMS la qualifie d'état de complet bien-être physique, mental et social, qui ne consiste pas seulement en une absence de maladie ou d'infirmité, ce qui nous place dans une dimension programmatique qui dépasse la seule approche curative, et intègre la prévention, la promotion, l'évaluation des actions de santé. En réalité, elle est un domaine clé, indispensable aux politiques publiques, et je regrette profondément que cette perception demeure, et que les étudiants ne soient pas plus nombreux à choisir volontairement cette spécialité.

Je parlais plus tôt du choix de la santé publique qui m'a fourni les outils pour construire le projet que m'a confié Médecins du monde. Et je parlais également d'une personne, rencontrée dans le service de maladies infectieuses où j'effectuais mon clinicat (statut hospitalo-universitaire qui dure deux à quatre ans après l'internat) entre 2000 et 2003. Cette personne lumineuse, qui avait ce pouvoir, assez rare, de vous rendre intelligent rien qu'en l'écoutant, était à l'époque directeur médical de Médecins du monde. Médecin passionné et engagé, il avait beaucoup baroudé et portait haut les valeurs de l'humanitaire, mais pas l'humanitaire « people » et « sac de riz », plutôt un humanitaire pragmatique, structuré par des valeurs de solidarité mais également d'efficience et d'engagement sur le long terme, pas uniquement sur le temps médiatique. Nous avions beaucoup parlé de mon voyage en Asie centrale pendant mon internat. Mes compétences en santé publique et ma bonne connaissance de la prise en charge de l'infection par le VIH lui ont semblé parfaitement appropriées pour me confier la construction et la mise en œuvre, aidée par les salariés de l'ONG, d'un projet de développement dans le domaine du VIH. Ce programme serait le premier à permettre aux plus vulnérables de la société vietnamienne de bénéficier d'un dépistage du VIH et d'un accès aux trithérapies antirétrovirales, des médicaments disponibles depuis le milieu des années 1990 mais dont l'accès était à l'époque limité par le manque d'argent et de volonté des pays de mettre en place les programmes adéquats.

Le Vietnam était un terrain d'intervention difficile, très politique pour Médecins du monde. Dans ce pays communiste, la lutte contre le VIH était embryonnaire, alors que l'épidémie, partie de Chine par la route du nord sur laquelle transitait la drogue, s'était répandue au début des années 1990 à une vitesse foudroyante et affectait principalement des populations déjà précaires, marginalisées, constituées des usagers de drogues, de leurs partenaires sexuels et des prostitués, hommes et femmes qui étaient souvent eux-mêmes des usagers de drogues. Le gouvernement vietnamien exerçait une répression très violente contre ce qu'il considérait comme des fléaux sociaux.

À Ho Chi Minh-Ville ou Hanoi, les rafles étaient constantes. Chaque jour, des centaines d'hommes et de femmes se faisaient arrêter et jeter en prison. Au lieu de les aider à lutter contre leur addiction à l'héroïne, on les plaçait dans des camps de réhabilitation, où ils devaient se sevrer à la dure, à l'aide de plantes « médicinales ». Dans les rues ou dans les camps, le taux de mortalité était extrêmement élevé, 80 % des usagers de drogues et des prostitués étaient infectés par le VIH, beaucoup avaient le sida mais aucune politique de réduction des risques n'avait été mise en place, pas de dépistage, pas de traitement. Face à cette hécatombe, Médecins du monde avait décidé de s'engager.

Le défi était immense. Et rien ne pouvait me préparer à l'expérience qui m'attendait à dix heures d'avion. Je garde pourtant un souvenir assez doux de mes premières heures au Vietnam. La nuit enveloppait la ville, son odeur humide, son ébullition, alors que se préparaient les festivités du Têt, le nouvel an asiatique prévu quinze jours plus tard. Mais la dureté, la réalité des lieux m'ont rattrapée dès le lendemain, et chaque année pendant les dix ans qu'a duré ce programme, à chacun de mes passages à Ho Chi Minh-Ville puis à Hanoi, j'aurai ce même sentiment schizophrénique d'être déchirée entre l'exaltation de participer à une aventure humaine immensément riche et la douleur de ne pas pouvoir tirer chacune des personnes participant au programme de son caniveau, de son taudis de tôle où beaucoup mourraient de la tuberculose, d'une overdose ou plus pragmatiquement du sida. Mes oreilles résonnent encore de la danse folle des motos qui pétaradent dans les rues. On finissait la bouche pleine de la poussière des bords de chemins. Au début, parce que nous ne disposions pas de tests rapides, il était impossible de réaliser des dépistages sur place. On distribuait des préservatifs, on pratiquait l'échange de seringues, on essayait de faire connaître le centre en distribuant des cartes portant ses coordonnées : An Hoa, district 6. Beaucoup savaient l'adresse, à force de croiser Vincent et les équipes d'éducateurs pairs (c'est-à-dire d'anciens usagers de drogues ou prostitués dont les connaissances du milieu étaient très utiles pour toucher les populations visées par le programme, et permettaient de faciliter les échanges), qui allaient les rencontrer dans tous les lieux dans lesquels ils se piquaient et où certains d'entre eux travaillaient, les *shooting galleries*, les bordels, les dancings, les hôtels de passe.

Au-delà de la conception du programme que je pilotais de Paris, l'essentiel de mon travail sur le terrain était de discuter avec les gens. D'écouter les récits de leur vie quotidienne, leurs besoins, leurs douleurs. Les hommes acceptaient facilement de nous parler. Les femmes, doublement marquée des stigmates de la drogue et de la prostitution, étaient plus difficiles à repérer, et encore plus à aborder. Leur vulnérabilité me frappait au cœur. Leurs peines, en cas d'arrestation, étaient plus lourdes que celles des hommes. Et le rejet de la société à leur encontre était total. Mes missions au Vietnam m'ont montré comment, dans une situation où s'immiscent la fragilité, la précarité, la marginalité, les femmes sont les premières victimes. Elles méritaient d'être soignées avec une attention particulière et lors de nos longues et épuisantes tournées, il était rare de trouver des raisons d'espérer ; la misère rivalisait avec le chaos.

Nos gestes et nos paroles – cent fois répétés – s'adressaient à des centaines de visages. Je me souviens pourtant particulièrement de l'un d'entre eux. Un homme extrêmement maigre, qui toussait beaucoup. Il était probablement atteint du sida, soit avec une tuberculose soit avec une pneumocystose, due à un champignon qui infecte les poumons des personnes sans défense immunitaire, mais je n'avais aucun moyen technique pour confirmer mon diagnostic. L'équipe médicale le voyait régulièrement car il refusait de se rendre à l'hôpital. À cause de son addiction à l'héroïne, la police l'avait déjà envoyé plusieurs fois en centre de réhabilitation avec la complicité de sa famille, qui espérait ainsi le sauver de la relégation. Mais comme 90 % de ceux que l'on enfermait de force dans ces camps sans moyen pour réduire leur addiction à l'héroïne, il avait rechuté à sa sortie, à défaut de suivi. Il errait au bord des canaux d'Ho Chi Minh-Ville, véritables égouts à ciel ouvert. Pour s'injecter plus facilement, il s'était creusé une fistule au niveau d'une veine au creux de l'aine, qu'il recouvrait d'un pansement sale tous les jours et n'hésitait pas à utiliser l'eau noire du canal pour diluer l'héroïne. Malgré les kits d'injection qu'on lui fournissait, ça n'était jamais suffisant. Il s'injectait quatre, voire cinq fois par jour. Je me sentais paralysée par l'impuissance. Il a dû mourir peu de temps après la fin d'une de mes premières missions. Mais mon sentiment de défaite illustre la portée de la santé publique. Elle dépasse celle du soin à la personne. Sur place, devant cet homme, nous étions démunis. Nous n'avons pas pu le sauver, mais je sais que le programme a pu aider des centaines d'autres personnes, qui traversaient la même situation de détresse. Notre projet d'accès aux soins a rencontré de nombreuses déconvenues. Pourtant, il a duré près de dix ans, jusqu'en 2012, lorsque le gouvernement vietnamien et des associations locales, qui ont bénéficié de l'émergence d'une certaine société civile ayant su s'emparer de la gestion de sa propre santé, ont pu prendre notre suite. Médecins du monde, avec d'autres associations, a pu déployer pendant dix ans un plaidoyer efficace, et avec la pression conjuguée du programme américain PEPFAR, l'usage de drogues et la prostitution n'ont plus été perçus comme des fléaux sociaux, tandis que l'addiction était enfin reconnue comme une maladie à traiter, à prévenir, avec une vraie politique de réduction des risques, incluant l'accès à la méthadone. Notre rôle s'achevait en même temps que la société vietnamienne était traversée d'une vraie prise de conscience face au VIH et à l'usage de drogues.

Cette expérience initiatique autour de la prévention et du traitement du VIH couplés aux politiques de réduction des risques auprès des usagers de drogues a été à l'origine d'une partie de mon engagement en matière de recherche et d'enseignement pendant les quinze ans qui ont suivi. À mesure que j'ai consolidé mon parcours universitaire, j'ai formé plusieurs doctorants en épidémiologie et politiques de santé autour de ces thématiques à la croisée de l'infectiologie et de la santé publique, de jeunes médecins ou des scientifiques purs issus des facultés de sciences. L'ouverture d'esprit et la hauteur que permet de prendre l'exercice de la santé publique ont été une source inépuisable de richesse dans ma formation et restent actuellement le socle de mon travail quotidien auprès des malades, mais également l'essence de mon engagement professionnel auprès de l'équipe que je dirige dans ce même service de maladies infectieuses où j'ai été cheffe de clinique, au début de mon aventure avec Médecins du monde.

Et maintenant que j'encadre la formation d'internes cliniciens, j'incite le plus grand nombre à se former aux différents métiers de la santé publique, les biostatistiques, l'épidémiologie, les sciences sociales, la santé communautaire, pour qu'à leur tour, ils puissent porter un regard critique et constructif sur leur pratique médicale quotidienne et sur l'exercice de la médecine en général. J'espère qu'un jour, certains suivront nos traces, à mes co-internes et à moi-même, certains d'entre nous étant devenus conseiller de ministre, directeur général de la Santé, président d'ONG, directeur d'instituts nationaux de recherche médicale ou de veille sanitaire, et bien d'autres métiers encore pour lesquels être médecin apporte, en sus de l'expertise, la dose d'humanité et d'empathie qui nous permet de porter l'intérêt collectif avant notre intérêt individuel. Un peu comme dans les rues d'Ho Chi Minh-Ville, où la lassitude devant les difficultés du terrain s'était muée au fil des mois en ce bonheur que je connais bien maintenant, celui d'effleurer par mon engagement professionnel la respiration du monde…

VI

Sexisme et sexualité à l'hôpital

L'été de mes trente-trois ans a été caniculaire, une canicule qui allait être qualifiée plus tard d'historique. Pour la première fois, en cette année 2003, le système de surveillance épidémiologique français a pu mesurer l'impact de la chaleur extrême sur la mortalité. Aux 1 340 morts quotidiens en moyenne se sont ajoutés 650 puis 800 décès supplémentaires par jour en juillet puis en août. À l'échelle de l'Europe, ce sont entre 45 000 et 50 000 personnes qui sont mortes en plus du nombre de décès attendus si cela avait été une année normale, majoritairement des femmes, âgées, isolées ; on a calculé que, sans la canicule, elles auraient vécu en moyenne neuf années supplémentaires. De cette première grande catastrophe sanitaire de ma vie d'adulte, je garde un souvenir incrédule.

Cet été particulier, je le passai à l'hôpital. À cette époque, seule avec ma fille en maternelle, je partais en vacances à l'arrière-saison pour laisser mes collègues profiter des congés scolaires. Dès le mois de juillet, nous avons vu arriver aux urgences un nombre anormalement élevé de personnes âgées, fiévreuses, en état de grande déshydratation. Désormais redoutés chaque année, anticipés par l'inévitable réchauffement climatique, ces pics de chaleur étaient alors une nouveauté. Nous étions, comme souvent l'été, en effectif réduit et je me suis retrouvée à travailler d'arrache-pied, mobilisée nuit et jour, dans le service de maladies infectieuses, où j'occupais le poste de cheffe de clinique, et aux urgences, où j'ai enchaîné plusieurs demi-gardes en soirée pour faire face, avec mes collègues rescapés des vacances, à cette crise inédite. Un service des urgences où plusieurs d'entre nous, jeunes cheffes de cliniques, internes même aguerries, nous rendions en fait avec réticence, seule notre préoccupation de faire face à cette crise sanitaire nous faisant supporter le regard concupiscent et les mains baladeuses d'un des médecins seniors à la réputation de Don Juan bien établie.

Pendant mes premiers mois d'interne, en 1994, j'avais déjà eu affaire à cet homme. Mon premier stage en santé publique n'incluait aucune obligation de gardes. Mais, voulant conserver un contact direct avec les malades, je m'étais portée volontaire aux urgences. Dès la première nuit, une co-interne m'avait dressé le portrait de ce médecin. C'était un homme d'apparence affable, sympathique, chaleureux. Les urgences étaient son territoire, il y exerçaient une domination sans partage qui, les années le révéleraient, dissimulaient une part d'ombre conséquente. Sur le plan médical, sa réputation était discutée, il semblait survoler la pratique de la médecine avec une certaine nonchalance, peu attaché à la rigueur des protocoles ou à la précision des diagnostics. À son dilettantisme, s'adossait une étrange autorité. Il imposait ses choix, détestait être contredit ou contrarié. Personne n'osait contester les décisions prises par ce médecin omniprésent. Mais tout le monde connaissait en revanche son rapport aux femmes, qui faisait le lit de nombreuses rumeurs.

Dans les années 1990, avant que les urgences de cet hôpital parisien ne soient entièrement rénovées, le bureau où nous, internes, nous rassemblions pour travailler après avoir examiné les patients ne possédait pas de table. Nous nous accoudions sur un comptoir qui courait le long des murs pour rédiger nos observations. Penchées sur nos documents, nous transpirions sous nos blouses blanches, peu vêtues pour affronter la chaleur qui régnait dans les locaux.

Et voilà qu'il entrait, blouse fermée, le col bien remonté comme un grand professeur, le souffle court, le ton jovial. « Alors, les poulettes, ça piaille pas beaucoup dans ce poulailler ! » Une d'entre nous, serrée contre le comptoir, ne le voit pas arriver dans son dos ; il la saisit par le cou et frotte son bas-ventre contre elle, « Mmm, te mets pas comme ça, c'est trop tentant, putain ce qu'il fait chaud ! ». La collègue sourit, gênée, le repousse. Bien sûr, il n'insiste pas, il rit, c'est léger, on est entre adultes, on peut plaisanter. Mais certaines d'entre nous, dont moi, sont oppressées, ce qu'il ne faut surtout pas montrer de peur d'être ostracisées. D'ailleurs, il est déjà parti, papillonnant dans son harem d'internes, d'infirmières. Sa favorite, celle qu'il a réussi à mettre dans son lit, pauvre infirmière amoureuse du « patron », va faire les frais de cette attitude de séducteur impénitent.

Les « tours de salle » qu'il s'autorise gaiement, comme le font d'autres, chirurgiens orthopédistes, obstétriciens, cardiologues, sont finalement un rite, ils font presque partie du métier, banalisés, parce que les mains baladeuses de certains supérieurs hiérarchiques savent chercher sous les blouses les formes des seins, des fesses, des cuisses en toute liberté et qu'il est difficile voire impossible au nom de la « coolitude » de l'hôpital de refuser ces attitudes ancestrales dans le milieu médical. Pourtant, plusieurs d'entre eux, vingt ans, trente ans plus tard, tomberont sous le coup d'accusations d'externes, d'internes, certains affronteront des enquêtes administratives et quelques rares seront même traduits au pénal, comme ce chirurgien gynécologue accusé de violences sexuelles par des patientes dont on a retiré en 2022, à Paris, la chefferie de service et les responsabilités d'enseignement.

Ces scènes font très « xxe siècle » et, vues de 2023, on se demande si cela peut encore arriver. Moi-même à l'époque, je ne considérais pas forcément ces gestes comme déplacés, tout au plus la marque d'un univers décomplexé où le sexe tenait une place importante, au moins dans les paroles voire dans les actes. Pourtant, le comportement de ce médecin, empreint de domination sexuelle, s'accompagnait systématiquement de remarques sexistes : « Tu fais la gueule, tu as été mal baisée hier soir ?! » et ce dans une totale impunité. Nombre de collègues internes changeaient de planning de garde quand elles apprenaient qu'il serait le médecin senior présent toute la nuit. Moi-même je ne l'ai jamais fait car, par un phénomène que je saurais qualifier plus tard de dissociation, je me sentais assez forte pour supporter ses gestes et ses mots déplacés. De plus, je faisais finalement peu de gardes à cette époque de mon internat et mon quotidien d'interne de santé publique me menait loin de l'hôpital, entre ministères et directions générales d'État.

C'est en fait quelques années plus tard que j'ai commencé à mesurer le pouvoir de nuisance que lui conférait sa position d'autorité, renforcée par ce sentiment de toute-puissance qu'il avait pu cultiver au fil des années, dans l'indifférence voire avec l'assentiment de personnes qui, à mon image, étaient incapables de voir le caractère anormal de ses agissements, rendues aveugles par une époque où la domination masculine était la norme.

Cet été-là, nous nous croisions souvent à cause de l'engagement constant que nécessitait la gestion de la crise de la canicule, autant aux urgences que dans les services où étaient hospitalisées les personnes âgées qui décompensaient leurs pathologies sous-jacentes, l'insuffisance cardiaque, l'insuffisance rénale, le diabète... sous l'effet des fortes chaleurs. À la faveur d'une nuit pendant laquelle j'avais dû amener ma fille dormir avec moi en chambre de garde, n'ayant personne pour s'occuper d'elle en mon absence, il comprit que j'étais célibataire. Il s'était alors confié, lui aussi venait de se séparer de sa femme, et m'avait dit : « Entre célibataires, on doit se soutenir, appelle-moi quand tu veux. » Il m'a donné son numéro de portable que je n'ai pas utilisé, mais mon indifférence ne l'a pas découragé. Jusqu'au jour où il m'a appelée, sans que j'aie souvenir de lui avoir donné mon 06. Puis à la réflexion, je me suis rappelé qu'il m'avait sollicitée trois jours plus tôt pour soi-disant l'annuaire du « plan blanc », ces plans d'urgence que l'hôpital déclenchait en cas de catastrophe sanitaire.

Le lendemain de ce premier coup de téléphone, quand, étonnée, j'ai fait part à mes collègues de cet appel, ils ont ri et m'ont appris qu'aucun d'eux n'avait dû donner son numéro pour ce fameux plan blanc. D'ailleurs, c'était à l'administration et non aux urgences d'établir cet annuaire. J'étais penaude, bien naïve et à vrai dire très mal à l'aise, toujours cette peur de l'ostracisation si je manifestais mon désaccord. Il a alors commencé à m'appeler tard le soir, jamais avant 22-23 heures, pour me proposer de le rejoindre dans un bar, à côté de l'hôpital où jouait régulièrement un groupe de rock français qu'il connaissait bien et dont je lui avais dit lors d'une de nos gardes combien j'appréciais la poésie brute des chansons. Parce que nos vies sentimentales bousculées à cette période devaient, selon lui, s'accorder et qu'il me trouvait jolie et sympa, il m'a plusieurs fois relancée. Mes sentiments étaient confus car j'étais prise entre le désir d'être cordiale avec ce garçon qui traversait une séparation douloureuse et le rejet que j'avais de son empressement dont je sentais qu'il n'était pas celui d'un copain cherchant une épaule sur laquelle s'épancher. Je faisais en réalité l'expérience de cette ambivalence typique que suscitent ces hommes que l'on qualifierait en 2023 de prédateurs.

Puis brutalement, après que je l'ai plusieurs fois éconduit au téléphone (dont la toute dernière fois en trouvant enfin le courage de lui dire que je n'avais aucune attirance pour lui et qu'il se méprenait à mon égard), il a remplacé les tentatives de séduction par un ostracisme patent et plusieurs épisodes d'humiliation. Il avait raccroché en rigolant, niant toute tentative de séduction de sa part, m'expliquant ironiquement que je m'étais totalement méprise sur ses intentions, et avait finalement réussi à instaurer le doute dans ma compréhension des événements. M'étais-je donc trompée, était-ce juste de la camaraderie dont je n'avais pas su voir les contours virils ?

Pourtant, dès le lendemain, je suis devenue transparente à ses yeux, et à ceux de l'hôpital dont il avait fait son royaume, il fallait me bannir. Nous restions en contact professionnel fréquent car c'était moi qui avais la tâche, dans mon service, d'admettre ou non les patients que nous proposaient les urgences. Et souvent, parce qu'un malade avait de la fièvre, il exigeait que nous l'acceptions en maladies infectieuses alors que c'était la déshydratation qui le rendait fébrile ; c'était donc d'une réhydratation prudente dont il avait besoin et non d'antibiotiques.

Il n'a pas hésité à qualifier de « racisme antivieux » mon refus pourtant médicalement argumenté de ne pas hospitaliser ces patients âgés et déshydratés dans un service qui était destiné à traiter les infections. Ces propos, qui m'ont été rapportés par de nombreux collègues, ont touché cette part d'insécurité que j'essayais de cacher sous une allure très sûre de moi et renforcé un complexe d'usurpation que j'éprouvais régulièrement et qui datait de mon arrivée à Paris, dix ans plus tôt. Les ingrédients du harcèlement sexuel et moral se trouvaient réunis ici : un harceleur paré de toutes les marques de virilité, hâbleur, débordant d'assurance grâce à son poste à responsabilités, au contact permanent de femmes toutes aussi appétissantes les unes que les autres qui lui renvoyaient de lui-même une image valorisante de séducteur patenté ; et une victime, avec des failles, une peur d'être déclassée et mise hors-jeu du grand cirque dont la communauté médicale prenait parfois l'allure. Heureusement, un départ dans le Sud-Ouest où j'ai rejoint quelques mois plus tard mon nouveau compagnon a permis de mettre entre cette histoire passée et ma nouvelle vie une distance géographique tout autant qu'une distance émotionnelle.

Pendant longtemps, je n'ai plus entendu parler de lui. Au détour d'une conversation, son nom pouvait être évoqué et je me suis rendu compte qu'aux yeux de celles et ceux qui ne le connaissaient pas, ce médecin pouvait passer pour un personnage jovial, sympathique, qui suscitait l'empathie. Je n'hésitais pas à corriger la vision de mes interlocuteurs en rapportant son comportement avec moi et mes co-internes de l'époque, et souvent cela suscitait de l'incrédulité : on croit difficilement les victimes, surtout quand le harceleur bénéficie d'une certaine notoriété.

En 2007, je suis revenue à Paris. J'ai constaté que les langues s'étaient déliées à son sujet. Il avait quitté l'hôpital pour une autre institution et des histoires circulaient quant aux raisons de ce transfert. La première, officielle, que lui-même distillait à qui voulait l'écouter, évoquait un conflit avec la direction de l'hôpital. La seconde, officieuse, rapportait qu'il aurait été très pressant avec une interne qui, sans doute la première, avait osé qualifier son attitude d'agression sexuelle. La jeune femme aurait menacé de porter plainte au commissariat si aucune sanction n'était prise. Son départ serait donc une exfiltration destinée à étouffer l'affaire. En tant que fonctionnaire, il devait forcément être recasé, trouver un poste ailleurs. Fondée ou infondée, cette affaire était impossible à vérifier.

Lorsque, des années plus tard, j'ai voulu moi-même démêler le vrai du faux, j'ai interrogé mes collègues féminines qui travaillaient à l'époque aux urgences. Elles se sont contentées de réponses laconiques, telles que « Il est gentil, tu sais », « Il n'avait pas de mauvaises intentions », « Tu sais comment ça se passait à l'époque ». L'époque, en effet, laissait le champ libre aux prédateurs et à leurs agissements, souvent minimisés, très rarement sanctionnés. Les hommes comme les femmes traitaient ces actes avec indifférence, voire avec complaisance. La solidarité avec les victimes — qu'on n'aurait alors de toute façon pas désignées ainsi — n'était pas de mise.

Alors, qui est en tort, qui a raison ? Qui ment ou qui reconstruit la réalité ? La journaliste Cécile Andrzejewski a mené une enquête assez fouillée sur les violences sexuelles à l'hôpital, qu'elle a publiée dans un livre intitulé *Silence sous la blouse* (Fayard, 2019) et qui a marqué les esprits. Nombre de médecins femmes y ont reconnu beaucoup de situations vécues initialement dans une atmosphère d'acceptation résignée pour les faits les plus « légers » (attouchements, remarques déplacées, situations publiques embarrassantes) ou, pire, dans une angoisse de honte mortifère pour celles qui ont subi des gestes pouvant être qualifiés pénalement s'ils avaient été dénoncés à l'époque où ils étaient survenus. Le moteur de cette honte était alimenté, comme elle le souligne très bien, par l'absence de solidarité, « l'absence de responsabilité des personnes en situation d'agir », une constatation très proche de ce que moi j'ai pu vivre personnellement et au travers de ces collègues urgentistes. L'événement suivant qu'a vécu une amie proche et collègue d'université en est une illustration saisissante et ahurissante de violence.

Pendant ses études en région, celle-ci débute un stage en chirurgie pédiatrique. Jeune externe, elle a du mal avec la chirurgie mais cela fait partie de la formation pratique des étudiants en médecine et il est impossible d'y échapper. Premier jour de stage, première opération, la vue du scalpel qui ouvre la peau d'un jeune bébé la fait s'évanouir moins de cinq minutes après le début de l'intervention. Alors qu'elle est encore à demi inconsciente, elle a le sentiment de rêver la présence d'une limace sur son visage, sensation désagréable qu'elle tente de chasser de la main… pour se rendre compte en reprenant ses esprits que le chirurgien lui lèche le visage en lui attrapant les seins sur sa tenue de bloc. Elle s'échappe en hurlant et l'entend dire qu'il a agi ainsi car « après un moment aussi éprouvant, elle avait grandement besoin de douceur ». Lorsqu'elle revient le lendemain récupérer les affaires laissées dans son casier avant de ne plus remettre les pieds en stage pendant les quatre mois qu'il aurait dû durer (et en bénéficiant au passage d'une appréciation excellente, probable moyen de la faire taire ?), certains membres du personnel paramédical, toutes des femmes, l'accueillent très froidement avec des remarques humiliantes sur son incapacité à gérer une situation bien banale pourtant : « Nous, c'est tous les jours qu'on subit ça et on n'en fait pas tout un plat, faut pas croire que parce que tu es externe en médecine, tu dois pas y passer comme nous toutes ! »

Cette violence institutionnelle, majoritairement exercée par les hommes, mais également amplifiée par l'attitude de résignation des femmes qui la vivent, perdure à travers les temps car, comme l'illustrent les paroles de ces infirmières de bloc, nous sommes conditionnés par notre formation de soignants à relativiser ce qu'il se passe à l'hôpital : dans la mise en balance de la vie des personnes que nous prenons en charge et des remarques sexistes ou même des gestes déplacés de certains professionnels, c'est toujours l'empathie pour le malade qui l'emporte et nous pousse inconsciemment à occulter la blessure psychique de l'agression sexuelle.

C'est aussi une question de génération. La mienne porte un regard indulgent sur ces débordements. Elle a grandi et commencé à travailler à un moment où ils étaient courants, inclus dans le lot de violences inévitables qu'une femme semblait devoir subir au fil de son existence. Je savais, en 2003 et avant, que le comportement du médecin auquel j'ai été confrontée aux urgences était problématique. Mais ni moi ni personne n'avons pris de mesure particulière pour l'empêcher de nuire. Il n'y avait d'ailleurs aucun recours, à part, pour chacune, celui de trouver le moyen de se protéger et de l'éviter. Les souvenirs de ceux qui l'avaient fréquenté en même temps que moi divergeaient des miens. Étais-je la seule à avoir connu *cette facette* de *cet* homme, prêt à abuser de son pouvoir ? Les témoins de ses agissements n'étaient pas enclins à remuer le passé. Ma propre prise de conscience a été lente. Longtemps, j'ai considéré l'affaire comme pénible et personnelle. Jusqu'à ce que surgisse le mouvement #MeToo.

Pour la première fois, en 2017, j'ai perçu ce qui m'était arrivé comme l'exemple d'un mal systémique, pierre d'un édifice patriarcal dominant nombre de milieux professionnels. En même temps que les actrices d'Hollywood, les femmes du monde hospitalier osaient dénoncer leurs agresseurs et témoigner de l'inacceptable. Puissante, la vague de témoignages entraînait un espoir inédit, celui de voir enfin les choses changer et de voir les harceleurs tomber. Les six dernières années nous ont montré que cette révolution ne s'est pas déroulée sans complications, sans revers et sans ambiguïtés. Les institutions publiques françaises, attachées à leurs traditions, n'ont pas renversé l'ordre masculin qui les avait établies. L'hôpital public en fait partie.

C'est un peu plus tard, en 2018, que le comportement de ce médecin a été heurté de plein fouet par la prise de conscience des femmes dans le sillage du mouvement #MeToo. Cette année-là, les réseaux sociaux se sont mis à bruire de rumeurs sur son attitude passée, au sein de l'hôpital mais également dans certaines de ses autres fonctions, et nous avons été nombreuses à nous insurger face à l'hypocrisie de cet homme qui s'affichait comme chantre de la lutte contre les violences faites aux femmes, compte tenu de son passé et, j'allais l'apprendre par une journaliste, également de son présent. Des accusations d'agressions sexuelles à l'encontre d'une jeune femme, fille d'une autre journaliste, dont on disait même qu'elles pourraient être qualifiées de viol. Mais la jeune fille, plutôt que de porter plainte, avait préféré mettre des milliers de kilomètres entre lui et la honte de ce qui lui était arrivé ; elle s'était réfugiée à l'autre bout du globe. La journaliste, qui m'avait contactée au sujet de ce médecin pour le compte d'une grande enquête que souhaitait publier le journal de 20 heures d'une chaîne de télévision publique, n'arrivait pas à retrouver les témoins des agissements de ce médecin, les victimes identifiées ne voulaient pas parler, et pour ce qui me concernait, les faits étaient trop anciens pour garder une valeur judiciaire. Son investigation n'a pas abouti et, à l'évidence, comme beaucoup de harceleurs, il bénéficiait d'une protection particulière.

Malgré l'échec de cette enquête, j'ai vu, autour de moi, au mitan des années 2010, les consciences évoluer. À l'hôpital, désormais, un comportement comme le sien ne serait plus toléré, j'en étais persuadée. J'avais également en tête l'exemple d'un confrère, réputé « grand séducteur ». Il était insistant avec les femmes, multipliait les réflexions sur leurs jambes, sur leur décolleté, adorait arriver derrière nous pour nous masser les épaules en blaguant sur la profondeur de notre décolleté et en faisant des paris sur notre taille de bonnet de soutien-gorge. Aucune ne s'était plainte de son attitude ou de ses gestes. Pour ma part, je le rembarrais gentiment, sur le ton de la plaisanterie. Plusieurs fois, je lui ai fait remarquer lorsque j'estimais qu'il dépassait certaines limites, qu'un jour il aurait des problèmes. Mais sa réaction était toujours la même : « J'aime les femmes. Je suis comme ça. » Un homme comme lui n'était pas du genre à s'excuser. Et ils étaient nombreux, à l'hôpital, il y a vingt ans. Les femmes vivaient avec eux et leurs travers, sans forcément les trouver anormaux. Une véritable révolution ne pouvait pas venir de cette génération, mais plutôt de la suivante, devenue adulte au tournant #MeToo.

À la faveur de la pandémie de Covid-19, j'ai récemment recroisé le médecin qui m'avait harcelée en 2003. Il souhaitait en effet me voir en privé car il avait eu vent des questions que j'avais posées à nos collègues et, probablement inquiet (une inquiétude qu'il a transformée en attaque : « J'ai appris que tu me diffamais... »), il voulait que l'on s'explique. Quand nous avons abordé son attitude du début des années 2000, après avoir nié, il a eu beau jeu de me dire, dans ce qui s'apparentait à un aveu déguisé : « À cette époque, tu sais comment c'était, on n'avait pas le même rapport au sexe, et puis c'était pour rigoler, moi j'ai toujours été fidèle, j'ai plutôt été le mec qui a protégé les filles, tu sais ; il y a eu des viols, heureusement, moi, j'étais là, j'ai aidé la victime ». Mais dans une confession qui a posteriori confirmait tout ce qu'il rejetait, il a fini notre conversation par un superbe « Avec #MeToo, on ne peut plus rien faire, de toute façon » !

Finalement, en 2023, peu de choses ont vraiment changé, et le baromètre « Ipsos / association « Donner des Elles à la santé » paru en mars de cette même année en est une illustration parfaite. On y constate que plus de trois femmes médecins sur quatre ont subi des paroles, attitudes, commentaires, blagues à connotation sexiste, qui les ont mises mal à l'aise ou en colère sur leurs compétences professionnelles, leur physique, leur apparence ou leur tenue vestimentaire. Et plus de 50 % d'entre elles ont déjà été la cible de questions intrusives et répétées sur leur vie privée ou sexuelle, tandis que 42 % ont été victimes de pressions répétées pour obtenir des faveurs sexuelles de la part d'hommes avec lesquels elles travaillent… enfin, 17 % rapportent avoir été, sur le lieu de leur travail, donc à l'hôpital, l'objet d'agressions sexuelles. Ceci interroge sur le rôle que joue la structure dans le sentiment d'impunité dont pensent jouir les agresseurs : qu'est-ce qui, dans l'institution même, pousse à minimiser les faits, voire à les étouffer, enlève de l'importance aux gestes inappropriés, fait passer les propos sexistes pour des traits d'humour ?

Suite aux propos qu'Agnès Buzyn, ancienne ministre de la Santé, avait tenus dans *Le Journal du dimanche* le 22 octobre 2017, dénonçant des « comportements très déplacés » dont elle avait été victime au cours de sa vie hospitalière, Martin Hirsch, ancien directeur général de l'Assistance publique-Hôpitaux de Paris (AP-HP), est revenu sur ce sujet à l'occasion d'un de ses passages à la station de radio France Inter le 26 octobre 2017, puis dans une interview au journal *Le Monde* le lendemain. Ainsi, le garant de l'institution reconnaissait qu'il existait un problème de harcèlement sexuel à l'hôpital et que la frontière entre la plaisanterie lourde et les comportements déplacés était souvent ténue.

Dans un article plus fouillé, le journal *Le Monde* revenait d'ailleurs sur une des raisons qui expliquent pourquoi de tels comportements perdurent encore aujourd'hui, en parlant d'« avis divergents » sur ce qui relève d'un laisser-aller salvateur dans le contexte anxiogène de l'hôpital et d'actes volontaires d'agressions sexuelles (« Harcèlement à l'hôpital : entre humour carabin, sexisme et faits graves, les avis divergent »). Dans cet article, un médecin habitué des plateaux de télévision où il exerce une activité de consultant sur les sujets de santé parle de grivoiseries « entre adultes consentants », niant par là même la difficulté de reconnaître qu'un consentement ne peut être véritablement éclairé quand il existe un lien de sujétion hiérarchique, où l'âge et l'autorité ressentie peuvent s'imposer à la volonté d'une jeune médecin.

Dans le même article, une femme exerçant une fonction de direction dans un syndicat de médecins hospitaliers se pose en chantre de la « tradition carabine » à conserver. On retrouve ici la même minimisation de l'importance des faits, qui revient à cautionner ces agissements et par là même à nier le mal-être des femmes qui les subissent.

Ce n'est que très récemment, à la sortie de la crise sanitaire de la Covid-19, qu'ont été mis en place dans beaucoup d'établissements, dont l'AP-HP, des cellules de recueil d'information sur les situations d'agressions sexuelles et de harcèlement moral ou sexuel. Longtemps ces affaires étaient soit l'objet de non-dits, soit, quand les « bruits de couloir » étaient trop forts, étouffées par les directions. Au mieux, on déplaçait ailleurs les personnes au cœur de ces polémiques, au pire, on évitait quand on était externes, internes, infirmières... de passer en stage dans les services concernés. L'institution a donc mis du temps à s'emparer du problème, et il a fallu que des affaires très graves de harcèlement, d'agressions et de viols soient portées devant la justice pour qu'une nouvelle politique « zéro tolérance » soit enfin mise en œuvre.

Il est intéressant à ce titre de revenir sur cette institution qu'est « la vie de carabin », qui existe en particulier à Paris depuis le XIVe siècle, traversant le temps en s'enrichissant de traditions souvent sexistes, jusqu'au XXIe siècle qui peut-être la verra disparaître, le XXe ayant été le témoin de sa lente érosion. L'histoire du carabin se confond avec l'émergence de la corporation médicale. Ce terme, qui date de 1521, nomme en français médiéval « l'ensevelisseur de cadavres » qui a exercé pendant les grandes pestes, dit « escarrabin ». Il pourrait aussi venir d'un insecte appelé « escarbot » qui fouille la terre et le fumier. Dans tous les cas, il a rapidement désigné, à travers l'appellation « carabin de saint Côme », « le chirurgien », saint Côme étant le patron des chirurgiens. Cette profession est à l'époque entièrement masculine, tradition qui perdure jusque sous Napoléon, qui crée en 1802 l'internat des hôpitaux de Paris, école prestigieuse de médecine avec un lieu emblématique, l'internat des hôpitaux, où tous les jeunes hommes se destinant à une carrière médicale y vivaient et y travaillaient ensemble dans un esprit de corps, mais également dans une atmosphère imprégnée de blagues sexistes et viriles.

Quand je suis arrivée à Paris, en 1994, après mon externat effectué à Grenoble, j'ai découvert, dans les différents hôpitaux où je suis passée comme interne, cette tradition de l'internat et surtout des salles de garde avec toutes les règles que l'on apprend souvent à nos dépens : taper l'épaule de tous les internes présents quand on pénètre dans l'antre sacré, s'asseoir en bout de table après celui arrivé juste avant nous-même s'il y a des chaises vides au milieu de la tablée, ne pas répondre à son téléphone sans demander la permission à son économe (le chef de la salle de garde et garant de ses traditions), ne pas se lever de table sans permission, ne pas parler médecine au risque d'être dénoncé par un voisin dont les oreilles traînent, chanter quand l'économe le demande, en marquant vigoureusement le rythme sur la table avec le manche de son couteau, participer activement aux olas de seins (se lever en vague et montrer son torse) ou de fesses (se lever en vague et montrer son derrière), féliciter chaleureusement l'économe qui lui les montre au moins une fois par repas. Et surtout, en cas d'erreur et de dénonciation subséquente, accepter de tourner la roue de tous les enfers, qui invariablement va suggérer une action sexuelle ou au minimum érotique. Et toutes ces traditions, que d'aucuns qualifient de lourdes, d'humiliantes pour ceux qui les subissent et de totalement datées, tandis que d'autres y trouvent un exutoire au point de continuer à les fréquenter même après avoir monté l'échelle hospitalière jusqu'à son dernier échelon, celui de PU-PH, toutes ont pour décor les fresques des salles de garde, parfois classées comme témoignage historique de traditions centenaires. Les actes de l'économe, dont le rôle est d'entretenir les traditions, sont éminemment sexualisés et sont appliqués en écho de ce qui est représenté sur les fresques, pour certaines de vrais chefs-d'œuvre pornographiques, comme ce radeau de *La Méduse* de la salle de garde de l'hôpital Saint-Antoine, où la Liberté qui guidait le peuple, dans une stature érotisée, évoluait au sein d'un entourage orgiaque où s'entremêlaient des phallus pénétrant des vagins ouverts aux rugissants de la tempête.

J'ai subi ces règles quand je suis arrivée : la gêne de tourner la roue devant tout le monde et d'entendre l'assistance rigoler quand j'exécutais mal le gage imposé (une réminiscence des humiliations de cours de récréation...). J'y ai participé en vivant ces situations comme un apprentissage d'une forme de résilience face à la mise en avant de mon corps comme objet d'exécution des rites ancestraux qui régissent le fonctionnement de la salle de garde. Comme le dit si bien Séverine

Ringanadépoullé, qui a étudié la tradition carabine de l'internat de médecine, « en incarnant le personnage carnavalesque du carabin, l'apprenti médecin parodie et conjure l'angoisse émanant de sa fonction ». Et d'angoisse, nous en avons à revendre après les journées éprouvantes à conjurer la mort dans l'apprentissage de notre métier.

Emmanuelle Godeau, médecin et titulaire d'un doctorat en anthropologie historique et sociale, s'est justement penchée sur « la coutume des carabins, ethnologie de l'internat », objet de sa thèse obtenue en 2004. En travaillant sur l'ambiance des salles de garde et la suggestivité agressive des fresques, elle a proposé une lecture du contexte de ces pièces qui jouent un rôle de cantine mais également de lieu de défoulement où les règles normatives de la vie en société sont volontairement transgressées, comme un miroir inversé de la vie hospitalière : « La désexualisation du rapport au corps dans la pratique médicale devient en salle de garde une hyperérotisation du corps. » Elle présente une lecture particulière de la tradition carabine. Ainsi, il n'y aurait pas à proprement parler de sexisme en salle de garde, où d'ailleurs l'économe peut être une femme ou être accompagné d'une femme, l'économinette.

J'ai tenu ce rôle pendant quasi deux semestres au cœur de mon internat et c'est paradoxalement l'environnement carabin, en transcendant ces thèmes immuables que sont la mort, la maladie et la sexualité, qui m'a permis d'acquérir ma place dans le milieu hospitalier. La sexualité qui y est « réifiée » sur les fresques érotiques nous permettait de sublimer le rapport des uns et des autres au corps, qui n'est plus objet de désir, mais d'études et de soins. Pourtant cette « hypersexualisation du corps » censée désexualiser notre rapport aux patients produit l'effet inverse sur nous, les soignantes, en nous faisant incarner un fantasme sexuel.

Reconnaître officiellement l'intensité du problème que pose le sexisme à l'hôpital et savoir décrire son aspect protéiforme est déjà une première étape vers les solutions à y apporter. La commission pour la vie hospitalière du groupe hospitalier AP-HP / Sorbonne Université à Paris a ainsi, à la suite de l'enquête qu'elle a menée sur cette thématique au cours du premier semestre 2022, émis nombre de propositions autour de la prévention du sexisme (journée d'information, outils de communication dédiés, culture de la tolérance zéro) et d'actions contre le harcèlement sexuel (cellule d'écoute et de signalement, implication du médecin du travail, enquête annuelle sur les comportements sexistes et les situations de harcèlement). C'est ainsi qu'une enquête a été lancée à l'hôpital Saint-Antoine par la commission de la qualité de vie des internes sur le devenir des fresques de la salle de garde, dont le célèbre radeau de *La Méduse* : doit-on les garder, les sanctuariser, les déplacer ? Ces fresques sont assurément un morceau de l'histoire de l'internat parisien. Effacer leur existence reviendrait à réviser notre passé et par là même nier ce qu'elles exprimaient d'une époque : une sexualité débridée qui faisait un bras d'honneur à la mort, tout en étant empreinte d'un sexisme dont on ne mesurait pas combien il entretenait inconsciemment une domination masculine sur la vie médicale hospitalière. Ces fresques devraient donc être non pas détruites, mais déplacées (pourquoi pas au musée des hôpitaux de Paris ?) avec une explication contextualisée de leur signification à l'époque où elles ont été conçues et de la lecture que l'on doit en faire maintenant.

VII

Le parcours universitaire, pourquoi ce plafond de verre ?

Devant moi, une assemblée de cinq mille personnes massées dans le grand auditorium du palais des congrès de Kuala Lumpur. Je suis sur l'estrade, aveuglée par les spots qui éclairent le pupitre où je vais délivrer l'une des lectures introductives de la nouvelle édition de la conférence de la Société internationale de lutte contre le VIH/sida (IAS). Ce congrès rassemble en fonction des éditions jusqu'à vingt mille chercheurs, activistes, médecins, et y prendre la parole représente pour beaucoup d'entre nous un sommet dans notre carrière scientifique. Quelques minutes encore avant ma présentation, la « *chair* », une grande scientifique indonésienne qui pilote la session, très respectée dans le milieu, annonce mon « *biosketch* », ma vie et mon œuvre résumées en trois minutes de propos flatteurs. Je l'entends à peine, car mon esprit est parti très loin, et en quelques secondes je revois ma vie de médecin, chercheuse, mais également d'enseignante à l'aune de l'accomplissement majeur que représente l'invitation à parler devant cette assistance attentive mais exigeante.

L'enseignement est une des multiples activités de mon métier, et peut-être celle qui résonne le plus avec ce qui me constitue intimement. Je suis issue comme je l'ai écrit plus tôt d'une famille d'enseignants contrariés. Mon grand-père maternel, réfugié espagnol de la guerre civile de 1936, a dû interrompre sa scolarité pour partir au combat contre les troupes de Franco pendant trois ans, avant d'être interné dans les camps de réfugiés d'Argelès-sur-Mer en 1939. Son père vivait à Peñarroya, un village d'Andalousie au cœur de la sierra Morena, où il était instituteur. Mon grand-père, du fait de la guerre, n'a pas pu suivre ses traces. Et c'est ma mère, l'aînée des six enfants que mon grand-père a eus une fois installé comme commis agricole en Normandie, qui est devenue institutrice.

Du côté paternel également, j'ai un grand-père qui aurait pu prendre le chemin de l'enseignement, comme l'avait conseillé son instituteur à mes arrière-grands-parents. Mais sa famille de paysans, propriétaire de petits lopins de terre dans la partie du Dauphiné qui jouxte la Savoie, attendait de lui qu'il reprenne l'exploitation agricole.

Je m'inscrivais ainsi dans cette lignée de personnes pour qui le savoir était sacré, à acquérir comme à transmettre. Je chéris l'exemple fondateur de ma mère, institutrice réputée exigeante mais toujours juste avec ses élèves. Elle arrivait à tirer vers le haut les plus récalcitrants, tout en faisant progresser ceux qui avaient des facilités.

J'ai pris sa suite très tôt. Dès mon entrée en faculté de médecine, j'ai donné des cours particuliers d'anglais, de maths, de français à des élèves de collège et de lycée en difficulté scolaire, recrutés par le biais de petites annonces. J'ai tout de suite adoré le contact avec ces enfants enfermés dans l'incompréhension du savoir qu'ils devaient acquérir. Voir leur regard s'illuminer, lorsque d'un coup ils comprenaient une notion ou un problème compliqué, n'a pas d'équivalent. Les voir gagner en confiance grâce à la connaissance était un moment précieux et m'a montré combien notre rôle à nous, pédagogues, enseignants, est fondamental dans la construction de la personnalité de ces enfants. Et j'ai compris qu'à l'instar de la médecine, transmettre le savoir était aussi quelque part une vocation dont je saisissais enfin la portée, avec ses premières expériences enrichissantes vécues auprès de ces collégiens.

Devenue interne, puis à chaque niveau de ma carrière universitaire, cheffe de clinique, maîtresse de conférences, ensuite professeure des universités, j'ai continué de m'impliquer dans la pédagogie, en donnant des cours mais également en coordonnant les activités d'enseignement, toujours avec le souhait de rendre compréhensibles des connaissances parfois complexes. Parallèlement à mon cursus médical, j'ai dispensé des cours dans les instituts de formation en soins infirmiers, à l'École des hautes études en santé publique et en écoles d'ingénieurs.

Comme sur l'estrade à Kuala Lumpur, je me suis toujours sentie à ma place dans les amphis de la fac ou dans les salles de cours, que les étudiants soient épars ou que l'espace soit bondé avec des centaines d'entre eux, chahuteurs ou attentifs, intéressés ou soupirant d'ennui en début de cours. Je sais que, quand j'ouvre la porte de l'amphi et que je descends l'escalier central, des centaines de paires d'yeux braqués sur moi, j'entre dans une arène. Le seul objectif sera alors de rassembler chacun derrière mon discours et de ne perdre personne en cours de route. Mon regard circulaire capte l'étudiant qui bâille, et c'est lui que je prends virtuellement par la main pour le réintégrer dans mon raisonnement. D'un geste de la tête, je rattrape celui qui bavarde et avec une plaisanterie bien placée je récupère l'attention qui s'émousse. J'ai beaucoup appris des techniques du théâtre amateur, que j'ai pratiqué pendant quelques années : comment poser ma voix, y insuffler l'intonation qui captera l'audience, placer mon corps dans l'espace. Et ce sont les applaudissements à la fin des cours qui me disent si j'ai rempli ma mission auprès de ces étudiants si exigeants et prompts à la critique.

Sur l'estrade de Kuala Lumpur, c'est également ma carrière de chercheuse que je revisite en me remémorant rapidement le contenu scientifique de ma présentation qui portait sur l'hépatite C. Et dans cette carrière de chercheuse, je revois tous les obstacles qu'il a fallu, un à un, renverser ou contourner, pour avoir un jour le droit et surtout la légitimité de délivrer la lecture inaugurale d'une des plus grandes conférences scientifiques de ma discipline.

J'ai été nommée maîtresse de conférences en 2007, à l'âge de trente-sept ans, un âge assez tardif (à une époque d'ailleurs où il était incongru d'utiliser le terme de « maîtresse » et où celui de « maître » était le seul usité, même pour les femmes). En moyenne, les hommes entament leur fonction universitaire et médicale deux ans avant les femmes. Pour quelles raisons ? D'abord, parce que les nominations sont d'une grande complexité. Il nous est demandé de remplir de nombreux critères : avoir été chef de clinique (soit quatre ans de formation spécialisée après les six ans d'études de médecine et les cinq ans d'internat), puis obtenir une thèse de science qui s'ajoute à la thèse de médecine, et si possible être déjà dans le cursus de l'habilitation à diriger des recherches (HDR), le plus haut diplôme universitaire en France, diplôme indispensable pour prétendre ensuite au grade de professeur des universités. Puis, l'accomplissement d'une période de mobilité, c'est-à-dire passer douze mois dans un laboratoire de recherche en France ou de préférence à l'étranger, est déterminant. Inévitablement, les femmes rencontrent beaucoup plus d'obstacles que les hommes pour cocher toutes ces cases et remplir ces prérequis. L'une des barrières majeures sur lesquelles elles butent est la conséquence du désir de grossesse. Quand nous concourons pour un poste hospitalo-universitaire, nous sommes en général dans la trentaine, l'âge où nous avons enfin la possibilité d'avoir une vie de famille après toutes ces années passées à étudier, affronter la précarité des postes qui changent tous les six mois ou tous les ans. À cette période, une mobilité loin de là où l'on construit notre vie de couple apparaît difficilement conciliable avec une vie de famille épanouie, mais elle fait pourtant partie des critères d'excellence d'un dossier, en particulier si elle est effectuée à l'étranger. Force est de constater que, dans notre société encore façonnée par une répartition patriarcale du travail, une femme va souvent abandonner son emploi pour suivre son compagnon en mobilité alors que l'inverse est beaucoup moins courant. Le problème est encore plus aigu pour les femmes qui élèvent seules leurs enfants, une situation aussi fréquente dans le milieu hospitalo-universitaire qu'elle l'est dans la société. Si leur mobilité s'exerce dans la ville où elles vivent déjà, mais dans un laboratoire différent, celle-ci est jugée plus sévèrement lors de l'examen du dossier de nomination. En restant au même endroit, on cumule en effet moins de points que si l'on revient de New York ou de San Francisco.

Ces freins intrinsèques à notre condition de femme sont illustrés avec plus d'acuité encore lorsqu'on aborde la maternité. Les congés de maternité couvrent une période de quatre ou six mois, tandis que les congés de paternité sont plus courts. À l'époque où j'ai eu mon premier enfant avec un congé de seize semaines, les congés de paternité étaient réduits à trois jours. Pour mon deuxième, ils étaient de deux semaines tandis que je me suis arrêtée là aussi seize semaines. Pour le suivant, mon compagnon a également pu bénéficier de deux semaines de congé et moi de six mois de congé de maternité. Aujourd'hui, les hommes disposent d'un mois complet, et pourtant cet acquis social continue de perpétuer le déséquilibre des carrières entre hommes et femmes.

En réalité, se battre en faveur d'une extension du congé de paternité n'est pas une mesure simple d'équité entre hommes et femmes, mais revient à réduire les disparités de leurs parcours professionnels. Les femmes sont en effet indirectement pénalisées par le fait que leur conjoint ne puisse prendre plus de temps à l'arrivée d'un enfant. S'il leur était accordé la même durée de congé, nous serions alors à égalité du retard pris pendant nos carrières (qui d'ailleurs ne seraient plus un retard, mais un déroulé normal de carrière) : non seulement ils apporteraient autant à leurs nouveau-nés que les mères, mais ils seraient soumis aux mêmes étapes et interruptions professionnelles.

J'avais vingt-six ans quand j'ai eu mon premier enfant. Il est de bon aloi avant de prendre son poste d'interne d'aller se présenter à son futur chef de service et je dois avouer que j'étais terrorisée à l'idée d'accomplir ce qui est d'habitude une formalité, car il me fallait annoncer que je ne serais présente que deux mois sur six, voire moins si j'ajoutais des semaines de congé de grossesse pathologique. Cela signifiait que, pendant ma période d'absence, une interne manquerait à son poste, avec une charge de travail à répartir entre ses congénères présents. En effet, une interne en congé maternité n'est pas remplacée et ceci nous charge d'un immense sentiment de culpabilité envers notre chef de service et nos co-internes. Je suis donc arrivée les larmes aux yeux dans le bureau de mon futur patron. « Je suis vraiment désolée, je suis enceinte », me suis-je excusée d'emblée, avant même de dire quel était mon cursus. Heureusement, sa réaction fut d'un grand réconfort : « Mon petit, ce n'est pas une maladie d'être enceinte, c'est une belle aventure, ne vous inquiétez pas. » Malgré sa compréhension, mon appréhension ne sortait pas de nulle part. Le formatage genré de la carrière universitaire fait écho aux grandes tendances sociologiques qui modèlent la façon dont nous vivons ensemble depuis la fin du XXe siècle. Ainsi, un nombre significativement plus élevé de femmes que d'hommes dans le milieu hospitalo-universitaire ont en charge une famille monoparentale. Cette gestion solitaire des enfants influe sur le déroulé de la carrière, avec, en sus de la charge mentale permanente liée à la nécessité de produire (du soin, de la recherche, de l'enseignement), une préoccupation énorme liée à l'éducation des enfants et la culpabilité de ne pas être assez présentes (à l'hôpital, à la fac, dans le labo de recherche, à la maison). Et, avant même d'avoir des enfants, la formalisation d'un projet de maternité reste complexe. On sait qu'une jeune femme médecin qui tombe enceinte fragilise l'équilibre précaire d'un service en termes de ressources humaines. Dans l'absolu, la caisse primaire d'assurance maladie verse directement les indemnités journalières de maternité à l'hôpital, qui dans ce cas maintient le salaire des jeunes collègues, c'est le principe de la subrogation. Pour les internes, les indemnités journalières leur sont versées directement. Dans les deux cas, l'hôpital garde le bénéfice de la rémunération des emplois non occupés, ce qui devrait permettre de financer des remplaçants.

Malheureusement, cette logique n'est pas toujours appliquée, soit parce que trouver un remplaçant pour quatre ou six mois est très difficile, soit parce que, plus prosaïquement, il s'agit d'un réservoir d'économies dans lequel l'hôpital puise pour combler ses déficits structurels.

Ceci a une double conséquence : la culpabilité de débuter une grossesse qui va rendre plus difficile le quotidien des collègues dans les services et la mise entre parenthèses de sa carrière pendant plusieurs mois, très préjudiciable alors que le temps est l'un des éléments clés dans le déroulé d'une carrière universitaire. En ce sens, les résultats de l'enquête interne menée dans le groupe hospitalier Sorbonne Université en 2021 sont très éclairants. L'enquête concernait la perception de la parité et la discrimination en fonction du genre par les médecins qui y travaillent, et 401 d'entre eux y ont répondu, dont 66 % de femmes. Premier enseignement en termes de parité : les femmes, qui représentent 57 % des effectifs médicaux du groupe, ne sont hospitalo-universitaires et cheffes de service que dans 29 % des cas. Deuxième enseignement : 24 % ont dû modifier leur projet de vie personnel du fait de leur genre, dont 44 % ont repoussé une grossesse. D'ailleurs, 36 % d'entre elles ont reçu des remarques négatives liées à leur grossesse (par leur supérieur hiérarchique dans 74 % des cas !) et 18 % se sont senties perçues négativement de par leur statut de mère de famille.

Pour celles qui souhaiteraient prendre du temps avec leurs enfants, il est impossible de bénéficier d'un temps partiel ou d'un congé parental, comme le rappelle l'enquête « Attractivité des carrières hospitalo-universitaires », publiée en 2021 par Jeunes médecins, une organisation syndicale, laïque et indépendante. Ces nombreux freins à une vie de famille épanouie peuvent expliquer pour partie la monoparentalité fréquente chez les femmes de notre milieu, mais également leur désengagement vis-à-vis de la carrière hospitalo-universitaire, car les sacrifices qu'elle demande apparaissent disproportionnés aux yeux de beaucoup de femmes.

La difficulté à gérer le déchirement permanent que l'on ressent entre nos aspirations à avoir une vie privée stable et une vie professionnelle riche mène nombre d'entre nous à souffrir de symptômes d'épuisement professionnel. Dans l'enquête « Happy HU », menée en ligne fin 2021 sur la perception des conditions de travail et les perspectives d'avenir auprès des hospitalo-universitaires titulaires, les femmes s'y sont révélées plus souvent touchées par le burn out, prennent plus souvent des psychotropes, se sentent dépassées et souffrent de harcèlement moral dans une proportion plus importante que leurs alter ego masculins.

Ainsi, c'est souvent à nous, chefs de service, de pallier ces manques de personnels médicaux par des montages parfois compliqués et surtout d'engager des bras de fer avec l'administration pour faire tourner nos services. Ainsi, pour celui que je dirige et dans lequel plusieurs jeunes femmes ont récemment eu des bébés, j'ai choisi de puiser sur les fonds de notre activité de recherche afin de financer du personnel médical qui fera non pas de la recherche, mais du soin. Évidemment, agir ainsi revient à se substituer au rôle de l'administration hospitalière, ce qui en soi est une anomalie. Cependant, la qualité de vie au travail de chacun d'entre nous et surtout l'allègement de la charge mentale de mes jeunes collègues m'ont paru beaucoup plus importants que camper sur des positions qui nécessiteraient une négociation frontale avec la direction des ressources humaines. J'ai aussi pris le parti d'embaucher plus de jeunes médecins que ce que notre emploi du temps nécessiterait, de façon qu'il soit possible pour chacune et chacun de prendre les jours de récupération auxquels il ou elle a droit après des week-ends d'astreinte ou des nuits de garde, mais aussi de faire face aux contraintes familiales (enfant malade par exemple), alors que notre statut officiel n'accorde pas ce genre de droit aux jeunes médecins.

Une autre aberration relève de la garde des jeunes enfants. Les femmes médecins ne sont pas toujours prioritaires pour les places de crèche publique à l'hôpital ou dans les mairies, et souvent, en tant que cheffe de service, j'ai dû appuyer à coups de lettre circonstanciée les demandes de ces jeunes femmes. De façon étonnante, je n'ai jamais eu à le faire pour mes collègues masculins, probablement car dans leur couple c'était à leur compagne que revenait cette mission. Et d'ailleurs, je connais plusieurs collègues femmes qui ont pris des congés pour garder leur enfant en l'absence de solutions pérennes de garde au moment de leur reprise du travail.

Avec mes trois grossesses cumulées, j'ai pris au total quatorze mois de congé maternité, et d'une façon ou d'une autre j'ai dû rattraper ce « retard » pris dans ma carrière professionnelle. Jusqu'en décembre 2021, une cheffe de clinique enceinte devait prolonger son engagement hospitalier et universitaire d'autant de mois qu'avait duré son congé de maternité, accumulant ainsi un retard considérable sur son alter ego masculin dans le déroulement de sa carrière. Cette obligation vient d'être abrogée et j'espère que celle-ci atténuera un peu la culpabilité fréquente que ressentent les femmes engagées dans une carrière hospitalo-universitaire, qui tient finalement au seul fait d'être femme, ou de vouloir avoir des enfants. Comme si elles ne pouvaient pas s'autoriser à mener des vies riches et libres. Ma carrière et celles de nombreuses collègues ont été émaillées de ces situations qui nous remplissent d'amertume. Alors nous devenons souvent désabusées, voire désenchantées pour certaines, usées par la bataille permanente pour défendre notre place. C'est S., reçue par son futur chef de service, qui lui dit d'emblée que chez lui on ne fait pas d'enfants tant qu'on n'a pas fini son clinicat; ou encore le professeur S. qui rit en disant de sa future cheffe de clinique qu'« au moins elle, elle a fait son gosse avant de prendre ses fonctions chez lui ». C'est moi, maman élevant seule ma fille aînée, à qui le collègue a un jour reproché de partir à 18 heures, après neuf heures trente passées dans le service, parce que je devais absolument récupérer ma fille à la garderie, sachant que j'embauchais déjà une baby-sitter le matin pour arriver à l'heure aux réunions qui débutaient au moment où ouvraient les portes de l'école. C'est A., que le professeur a reçue dans son bureau pour évaluer son niveau de préparation à la fonction de maîtresse de conférences et qui lui a dit, en caressant sa cravate de haut en bas, qu'elle allait devoir faire ses preuves sur le plan de la recherche… Ou encore N., dont la carrière a pris tellement de temps à se construire qu'elle n'a, à quarante-six ans, plus aucun intérêt à postuler pour être professeure des universités praticienne hospitalière car elle perdrait trop en termes d'avancement de carrière et donc de salaire, en comparaison à un collègue déjà nommé depuis cinq ans (les cinq ans qu'elle a « perdus » parce qu'elle a eu trois enfants, qu'elle a mis du temps à passer son habilitation à diriger des recherches car elle manquait d'expérience d'encadrement, du fait également de ses absences pour congés de maternité). Certaines organisent ainsi leur maternité pour se plier aux désirs de ces chefs et ne pas affronter leur vindicte. Leur métier dicte le calendrier de leur existence.

Avec le temps, ma propre culpabilité a diminué. J'ai eu mon deuxième enfant alors que j'étais en thèse de science tout en continuant d'enchaîner des demi-journées de consultation. Ma deuxième grossesse a donc posé moins de problèmes d'organisation en raison de la période d'entre-deux dans laquelle je me trouvais. Pour mon dernier enfant, j'étais déjà maîtresse de conférences et je n'ai pas été remplacée durant les six mois qu'a duré ce troisième congé de maternité. Pendant toute cette période, je n'ai pas vraiment arrêté mon travail universitaire, de peur d'accumuler du retard dans mes travaux de recherche. J'ai continué d'écrire des articles et de terminer la rédaction de chapitres parce que je devais maintenir le rythme auquel j'étais soumise. Les connaissances en médecine évoluent vite et je ne pouvais pas me permettre d'interrompre la valorisation de mes travaux de recherche pendant une si longue période, car j'aurais dû redoubler d'efforts à mon retour pour réintégrer le mouvement. En santé publique comme dans beaucoup de disciplines scientifiques, entretenir des partenariats sur le plan international et national est primordial, et à chacune de mes grossesses, j'ai été vigilante à garder ce réseau vivant. Mais ma volonté de continuer de travailler n'a pas été sans revers. Dans le milieu hospitalier, on m'a souvent qualifiée d'ambitieuse – « ses dents rayent le parquet ! » – et pendant de nombreuses années j'ai subi la réprobation de nombreux collègues, essentiellement masculins, alors que c'est le système qui nous contraint, nous les femmes, à ne pas nous mettre en retrait pour garder notre rang dans la sauvage compétition qu'exige la carrière hospitalo-universitaire.

Lorsque j'ai été nommée professeure des universités, en 2017, j'ai vécu une dernière fois l'humiliation d'être une femme nommée dans une discipline que d'aucuns considéraient avant la crise sanitaire de la Covid-19 comme « mineure », les maladies infectieuses et tropicales. En effet, dans l'exercice de notre spécialité, nous ne pratiquons presque aucun geste technique, notre pratique est souvent ambulatoire (c'est-à-dire basé sur des consultations et non de l'hospitalisation), notre expertise est beaucoup tournée vers les pays « exotiques » et pour certains inconsciemment empreints de la légèreté des vacances. Ainsi, quand j'ai soutenu ma candidature à un poste hospitalo-universitaire devant une commission dite « des effectifs », j'ai dû supporter pendant les vingt minutes de ma soutenance les yeux levés au ciel d'un professeur-anesthésiste réanimateur, accompagné de bâillements et de soupirs stigmatisants à peine dissimulés, jusqu'à ce qu'il lâche : « Allez, allez, on n'a pas de temps là, c'est trop long tout ça, et puis quel intérêt ces travaux sur le dépistage ?! » Quel mépris pour dix ans d'études, puis dix années en tant que maîtresse de conférences, une thèse de médecine, une thèse de science, une habilitation à diriger des recherches, quand à quarante-six ans et avec trois enfants, je me présentais enfin à la plus haute fonction hospitalo-universitaire à laquelle je pouvais aspirer… quatre ans en moyenne après la plupart de mes collègues hommes ?

À travers les situations et les anecdotes vécues au cours de mes années d'études de médecine, puis mon internat et mes premières années comme jeune universitaire, j'ai abordé l'hypersexualisation de notre apprentissage, vu où s'enracinent l'autodévalorisation, l'autocensure et comment, par la subtilisation de notre maîtrise de la parole, qui est pourtant la base de notre activité d'universitaire, cela conduit à nous maintenir sous un contrôle patriarcal assez subtil pour qu'il n'ait pas entraîné jusqu'à ces dernières années de vraie révolution (ce qui est heureusement en passe de changer). La perpétuation de cette domination masculine a une conséquence bien connue mais mal mesurée dans le milieu universitaire : le plafond de verre.

Pour illustrer ce concept qui a détourné nombre de jeunes universitaires très brillantes de carrières dans nos plus grandes universités de médecine, il faut éplucher les rares rapports qui ont analysé et quantifié le phénomène. Deux de mes collègues de la Pitié-Salpêtrière, les Dr Anne Léger et Charlotte Rosso, ont préparé un rapport sur une enquête réalisée à propos de la réalité de ce plafond de verre pour les femmes dans leur carrière académique médicale. Ce travail, effectué en 2017 et publié en 2021, met en exergue le déséquilibre aux différents niveaux de la pyramide du prestige universitaire, avec 49 % des effectifs médicaux du groupe hospitalier Pitié-Salpêtriere qui sont des femmes, alors qu'elles ne représentent que 15 % des effectifs de professeurs des université praticiens hospitaliers, le grade le plus élevé dans la fonction hospitalo-universitaire.

L'analyse des déterminants de cette discrimination a montré que ni le statut marital ou parental ni la qualité ou la quantité de la production scientifique et d'heures passées à travailler n'influençait ce déséquilibre. En revanche, des facteurs socio-comportementaux semblent distinguer les hommes et les femmes dans ce contexte : tendance à la dévalorisation lors de la compétition, manque de confiance en soi et tendance à manquer de crédibilité à ce poste, cette dernière notion illustrant ce que l'on appelle le syndrome de l'imposteur.

Ce syndrome, vécu par de nombreuses femmes, et même les plus exceptionnelles, dépasse le milieu hospitalo-universitaire, et l'événement suivant l'illustre bien. Le 21 juin 2022, les femmes récipiendaires des prix For Women in Science, décernés par l'UNESCO en partenariat avec L'Oréal, ont délivré chacune une *extraordinary lecture* dans l'enceinte de l'Académie des sciences à l'Institut de France, quai Conti, à Paris. Parmi ces femmes, la professeure Katalin Karikó, dont les recherches sur l'ARN messager ont abouti à la fabrication du vaccin qui a révolutionné la prévention contre la Covid-19, s'est exprimée sur son histoire complexe, fruit d'un parcours migratoire entre l'est et l'ouest de l'Europe, puis entre l'Europe et les États-Unis, de relégation universitaire, de recherches interminables de financements et de reconnaissance scientifique, avant cette consécration.

Cette femme, dont la carrière exemplaire devrait être un modèle de ténacité et de foi en ses propres capacités, a en fait toute sa vie douté d'elle-même et l'a exprimé par ces mots très forts, en introduction à sa présentation: « *Why me* ? » Pourquoi même une femme de sa trempe est-elle amenée à douter de l'opportunité d'occuper la place qu'elle a si chèrement acquise ?

Mais là, sur l'estrade à Kuala Lumpur, puis quatre ans plus tard, dans des circonstances analogues à Montréal, et enfin lorsque la crise de la Covid-19 a percuté de plein fouet notre petit monde universitaire, que certains comme ce collègue anesthésiste auraient voulu sans doute maintenir dans un environnement sclérosé à leur image, je me suis sentie au contraire à ma place. À ma place d'hospitalo-universitaire engagée, ouverte sur les autres, prête à en découdre pour que mes collègues plus jeunes ne vivent pas ce que nous avons dû subir pour arriver en haut de la pyramide. À ma place après une vie de « combat », avec comme mission de faciliter le parcours que doivent suivre mes jeunes collègues qui ont envie de s'engager dans la voie que nous les femmes de ma génération avons ouverte; une voie où elles pourront brandir haut le relais que nous allons bientôt leur transmettre, celui de poursuivre notre engagement pour une science ouverte, inclusive, paritaire dans le respect de l'équilibre entre vie privée et vie professionnelle.

VIII

Être cheffe de service à l'épreuve de la Covid-19

« Nous sommes en guerre, en guerre sanitaire certes. Nous ne luttons ni contre une armée ni contre une autre nation, mais l'ennemi est là, invisible, insaisissable, et qui progresse. Et cela requiert notre mobilisation générale. Nous sommes en guerre. »

Ce discours du président de la République prononcé le 17 mars 2020 et retransmis sur les chaînes de télévision et les réseaux sociaux a accentué la chape de plomb qui s'est abattue sur la France en mars 2020, lorsque le confinement généralisé s'est imposé pour tenter d'enrayer la progression de la pandémie de Covid-19. Où étais-je ce 17 mars, moins d'un an après avoir été nommée cheffe d'un service de maladies infectieuses qui, comme ses alter ego de la région parisienne et du Grand Est, s'est retrouvé plongé au cœur d'une épidémie due à un agent infectieux inconnu quatre mois plus tôt ? Quand je reprends mon agenda de l'époque, je le vois gonflé de réunions de fonctionnement pour le service (tôt, tous les matins), de réunions de crise pour l'hôpital (tous les jours, en matinée), de réunions de situation pour l'AP-HP (tous les midis de la semaine). À la cellule de crise de l'AP-HP répondent les cellules de crise des groupes hospitaliers qui elles-mêmes coordonnent les cellules de crise des hôpitaux. Et bien sûr le tout en relation avec le ministère de la Santé et la cellule de gestion de la crise sanitaire de l'Élysée, structure très pyramidale menée dans un état d'urgence sanitaire par le chef d'une lutte transformée en guerre par le pouvoir suggestif des mots.

Pourquoi est-il si important de revenir sur le sens des mots employés à la lutte contre la pandémie ? Parce que je ne peux m'empêcher d'y voir ainsi le sort que l'on a dévolu aux femmes, et la place qu'on leur y aura faite dès les premières semaines du face-à-face avec le virus : celles d'exécutantes des ordres donnés par les hommes, sujettes à la vindicte quand elles se sont opposées au populisme social et scientifique, un populisme qui a rapidement émergé dans une nation sommée de se rassembler sans latitude d'expression officielle (puisqu'il n'y avait pas de mécanisme de démocratie sanitaire), laissant par là même toute latitude de saturer les réseaux sociaux à l'expression officieuse des angoisses et de la haine de certains. Parce que, lorsqu'on est en guerre, ce sont les hommes devant et les femmes derrière.

En décembre 2019, quand l'alerte qui a suivi les premiers cas de pneumonie dus à un agent infectieux non identifié a été lancée, deux femmes occupaient pourtant en France des postes en première ligne pour répondre aux urgences sanitaires : la ministre de la Santé, Agnès Buzyn, en fonction depuis le 17 mai 2017, soit deux ans et demi plus tôt, et Geneviève Chêne, directrice de Santé publique France, qui venait de prendre ses fonctions le 30 octobre 2019. Alors que la première a quitté l'avenue de Ségur au tout début de l'ouragan sanitaire, mi-février 2020, la seconde aura bu la coupe jusqu'à la lie puisque tout son mandat de trois ans aura été marqué par la gestion épidémiologique de la Covid-19. Toutes deux ont été sommées de s'expliquer sur leur gestion de la crise sanitaire devant l'Assemblée nationale, devant le Sénat, et même, pour Agnès Buzyn, devant la Cour de justice de la République avec une mise en examen pour « mise en danger de la vie d'autrui ». Cette dernière a été annulée dix-huit mois plus tard par la Cour de cassation, qui a fait passer Agnès Buzyn sous le statut de témoin assisté.

Celle-ci a été la seule personnalité politique mise en examen par la CJR alors même qu'elle n'était plus en fonction lorsque les décisions les plus importantes pour la gestion de la pandémie ont été prises (confinement, couvre-feu, organisation des soins, accès au traitement, etc.). En revanche, une fausse information a beaucoup circulé juste après son départ du ministère, lui attribuant à tort la décision de classement de l'hydroxychloroquine sur la liste II des substances vénéneuses le 13 janvier 2020. Ce classement prévu depuis 2018, donc non lié à la crise sanitaire de la Covid-19, oblige les consommateurs à présenter une ordonnance médicale en pharmacie pour s'en procurer. Et ce lien établi à tort entre Agnès Buzyn et l'hydroxychloroquine n'est certainement pas fortuit, mais associé à la polémique née autour de la place de cette molécule dans l'arsenal thérapeutique de la Covid-19. Peut-être avait-il d'ailleurs pour vocation de briser un peu plus la stature de celle que beaucoup ont qualifiée de « traître à la nation » quand elle a quitté son ministère pour se lancer dans l'élection municipale à Paris. Et difficile de ne pas y voir, en écho de ce que j'ai moi-même vécu avec l'hydroxychloroquine, une occasion de s'attaquer à une femme représentant une expression féminine du pouvoir, à savoir celui d'être en première ligne pendant la pandémie, dans un univers essentiellement masculin.

On a beaucoup parlé de la place des femmes « en première ligne » pendant les six premiers mois de la pandémie, que ce soit au travail ou à la maison. Quelques chiffres très emblématiques attestent de cet état de fait : en région Provence-Alpes-Côte d'Azur, elles représentaient 59 % des travailleurs de première ligne (alors qu'elles ne représentent que 48 % des actifs), 95 % des aides à domicile, 90 % des aides-soignants, 86 % des infirmiers, 78 % des agents hospitaliers, 66 % des caissiers, vendeurs ou encore agents d'entretien. Et parmi les familles monoparentales qui ont travaillé en première ligne, une majorité avait une femme comme chef de foyer. Dans les Pays de la Loire, elles constituaient 60 % du bataillon des travailleurs les plus exposés à une contamination par le SARS-CoV-2. Ces métiers clés ont été définis par l'observatoire régional de la santé d'Île-de-France, combinant la liste réglementaire établie par le ministère de la Santé sur les activités autorisées (arrêté ministériel du 15 mars 2020) et d'autres listes (guides de bonnes pratiques par métier, conseils de l'Institut national de recherche et de sécurité) éditées en mars 2020. Cette liste permet de repérer les travailleurs clés qui ont été les plus exposés à la Covid-19 car en activité sur leur lieu de travail habituel lors du premier confinement. C'est ainsi qu'en Europe, parmi le personnel sanitaire infecté lors des confinements dans le cadre de leur activité de soins, 66 % étaient des femmes en Espagne, 72 % en Italie. D'autres statistiques encore plus emblématiques illustrent cette place prépondérante. On parle de soins non rémunérés, comme tous les soins dispensés dans le cadre familial pour la prise en charge des enfants ou des personnes âgées malades. Avant la pandémie, la charge des tâches domestiques ou des soins non rémunérées étaient de 4,1 heures par jour pour les femmes et 1,7 heure par jour pour les hommes, proportion qui s'est considérablement accrue pour les femmes pendant la pandémie. Ces chiffres montrent combien la crise sanitaire a insidieusement amplifié les inégalités de genre, avec une mise en ordre de bataille de toute une armée de petites soldates derrière un chef de guerre auprès duquel les femmes parmi les conseillers ont représenté une portion bien congrue.

En France, en mars 2020, nous étions exactement cinq femmes cheffes d'un service de maladies infectieuses. Être chef de service veut dire coordonner l'action quotidienne d'un ensemble de médecins exerçant en hospitalisation complète et en ambulatoire (consultations, hospitalisation partielle), en liaison avec des cadres de soins qui coordonnent le travail du reste de l'équipe soignante (infirmiers, aides-soignants, agents de service...). Cela veut aussi dire donner un cap à l'équipe entière en matière de priorités d'organisation, d'investissements matériels, mais également en matière de priorités médicales : par exemple, pour un service de maladies infectieuses, développer une expertise dans la pathologie tropicale, les infections des personnes immunodéprimées, ou encore dans les infections communautaires graves (infections acquises en ville mais dont la gravité implique une prise en charge hospitalière). En temps de crise, surtout quand celle-ci concerne une menace sanitaire relevant de son domaine de compétences, le chef va se retrouver en première ligne pour les décisions qui vont influer sur son équipe.

Depuis ma prise de fonction, en mai 2019, j'ai fait attention à ne pas reproduire le mode de management que j'avais reçu comme externe et interne, structuré par l'autoritarisme et les décisions solitaires. Le chef de service que je remplaçais suite à son départ pour un poste à l'international n'avait pas été de cette veine, et travaillait plutôt dans un esprit de consensus et de grande générosité, mais l'époque dans laquelle nous entrions, faite de grandes difficultés financières pour l'hôpital public et de mal-être au travail, imposait un changement de mode de gouvernance, avec selon moi un management qui se devait d'être plus horizontal, intégrant un partage tournant des responsabilités. Lorsqu'il s'agit de prendre une décision, j'inclus tous les membres de mon équipe. Quelle que soit l'issue, même si au final il me revient la responsabilité de trancher, cette décision aura été débattue et discutée dans un souci démocratique. De la même manière, je délègue le plus possible l'autorité. Partager permet de responsabiliser chacun, de ne pas concentrer le pouvoir. Enfin, l'écoute me semble être primordiale. J'accorde autant de temps et d'attention à un médecin installé dans le service depuis quarante ans qu'à une jeune infirmière arrivée il y a six mois. Je ne peux m'empêcher de constater que mon recrutement diffère également. Désormais, les femmes sont plus nombreuses dans notre service, à tel point qu'à l'avenir je vais devoir équilibrer les effectifs en embauchant des hommes. À Paris, un antagonisme de genre se dessine subrepticement dans le domaine de l'infectiologie. Au nord de la capitale, on trouve une majorité d'hommes. Au sud, une majorité de femmes. J'ai eu l'occasion d'en discuter avec un de mes collègues chef de service dans un autre hôpital parisien. Et nous avons observé que nos choix se sont portés sur des personnes que l'autre n'aurait pas choisies pour son service, et c'est vrai que la personnalité du chef modèle la physionomie du service. Nombre de collègues sont soucieux de mettre en avant leur nom, leur fonction, au détriment de la visibilité des personnes qui les entourent. De telles attitudes sont incompatibles avec le management horizontal ou la prise de décision collégiale que j'ai souhaité instaurer.

La pandémie de Covid-19 nous a mises, nous les femmes cheffes de service en maladies infectieuses, au premier plan de la réponse sanitaire, ce d'autant que, parmi ces cheffes, nous étions plusieurs à être spécialistes des infections virales, et, pour certaines, des infections virales respiratoires. Ainsi la cheffe du service de maladies infectieuses de Lyon a-t-elle été conviée à présenter l'état de la science en matière de traitement de la Covid-19 auprès du Premier ministre lors d'une conférence de presse en avril 2020, quand j'ai moi-même été conviée à parler de l'épidémiologie de la Covid-19 lors d'une conférence de presse similaire fin mars 2020. Pédagogues (nous sommes toutes les deux professeures des universités), avec des compétences reconnues dans nos domaines d'expertise, nous avons pris cette parole que l'on nous a donnée. Ici, pas d'effet Dunning-Kruger (ce biais cognitif par lequel les personnes les moins qualifiées tendent à surestimer leurs connaissances et à constamment balancer entre arrogance et compétences), mais une lutte gagnée contre le sentiment d'imposture.

Ainsi, quand le samedi 29 mars 2020, la grosse berline noire du cabinet du Premier ministre est venue me chercher à mon domicile de la banlieue est de Paris, j'ai beaucoup pensé à nous toutes, qui sommes également montées au front dès les premières heures de la crise sanitaire, toutes les Fabienne, Nathalie, Christel, Dorothée, Caroline, Wendy, Yasmine, Carine, Catherine, Ines, Emma, Nadia, Rita et toutes celles dont je ne liste pas le prénom ici mais qui ont passé des jours et des nuits à lutter sans relâche pour soigner les nombreux patients hospitalisés en continu dans notre service, dont nous avions doublé la capacité en lits. J'avais la veille au soir été appelée très tard par le président du conseil scientifique qui conseillait le président de la République sur les décisions à prendre à propos de la crise sanitaire. Il avait suggéré mon nom pour accompagner Édouard Philippe, alors Premier ministre, Olivier Véran, ministre de la Santé, et le professeur Arnaud Fontanet de l'Institut Pasteur lors de la première conférence de presse, où nous devions faire un point sur les connaissances acquises à propos de la Covid-19.

J'ai attendu dans l'antichambre en compagnie de Jérôme Salomon, alors directeur général de la Santé, un ancien ami et collègue de promotion de santé publique avec qui j'ai échangé sur le flot continu de patients à l'hôpital, l'utilisation de plus en plus large que l'on faisait des corticoïdes, qui étaient alors testés dans un grand essai anglais appelé Recovery. Puis nous avons été accueillis par Édouard Philippe, très calme, chaleureux, et les heures qui ont suivi, j'ai été frappée par sa capacité à écouter, à être sincèrement attentif, humble devant notre parole à nous, les trois scientifiques du groupe. Nous avons passé beaucoup de temps à préparer les diapos qui seraient projetées pendant notre discours, ajoutant ici un chiffre concret, enlevant là des mots trop compliqués. L'atmosphère était tout à la fois tendue par l'enjeu et empreinte de la sérénité que confère le partage d'un moment primordial pour la suite de la crise sanitaire, celui du temps de la pédagogie : expliquer ce que l'on sait, ce que l'on ne sait pas encore et ce que l'on va entreprendre pour savoir. C'était un échange de citoyens à citoyens, nous étions là pour nous entraider, pour véhiculer des messages communs. Les diapos terminées, nous avons devisé sur la crise durant deux heures sur la terrasse de l'hôtel Matignon, passant en revue tout ce qui avait eu lieu depuis les premiers cas probablement cachés de Covid-19 en Chine jusqu'à ce 23 mars 2020. Sur le chemin vers la salle de conférences, quand j'ai entendu Édouard Philippe fredonner une chanson de Bashung, puis nous dire, d'un ton amical et concentré, « Allez, on y va, on a tout en main, ça va bien se passer ! », j'ai pensé qu'il n'y avait pas seulement que la guerre avec un chef et des soldats en cours, mais également un mouvement général qui nous rassemblait toutes et tous, fait d'efforts partagés pour soigner, apprendre, transmettre, comprendre.

Cette seule et unique interaction avec l'exécutif (car, après cette conférence de presse, je n'ai plus été sollicitée par aucun ministère, bien que le bruit que j'étais membre du conseil scientifique ait couru longtemps, malgré mes nombreux démentis) a fait l'objet de critiques très vives, en particulier sur les réseaux sociaux. Je les analyse, en sus de celles récurrentes sur mes apparitions dans les médias, à l'aune du regard que la société porte sur la parole donnée aux femmes. J'ai souvent dit à des journalistes que, quand on a difficilement obtenu le droit de parler en tant que femme, il nous faut nous battre pour garder cette parole.

En effet, avoir la parole et la garder pour une femme n'est pas l'expression d'un besoin de pouvoir mais participe de notre lutte ancestrale pour vaincre la dévalorisation et l'infériorisation auxquelles nous sommes confrontées dans nos rapports avec les hommes. Cette dévalorisation et cette infériorisation sont intériorisées de façon subreptice tout au long de notre parcours universitaire et affectent inconsciemment le comportement que nous adoptons face à nos pairs masculins. Une anecdote à ce sujet m'a été offerte par une journaliste de RFI. Celle-ci m'avait invitée à participer à une table ronde sur la coopération en termes de recherche scientifique dans le Nord et dans le Sud. Lors de la préparation téléphonique de l'émission, qui devait avoir lieu quelques jours plus tard, un matin en direct, nous avons évoqué les thèmes à aborder pendant cet échange de quarante-cinq minutes et les autres intervenants qu'elle avait invités : le directeur de l'Agence de recherche sur le sida et les hépatites virales, agence qui finance beaucoup de projets de recherche en Afrique subsaharienne, en Asie et en Amérique du Sud, ainsi que le directeur médical de l'Institut Pasteur de Paris. Très spontanément, je me suis exclamée en entendant le nom de ces collègues que je connais et respecte beaucoup : « Mais avec eux deux, vous avez toute l'expertise dont vous avez besoin pour votre table ronde, que vais-je apporter de plus qu'ils ne vont pas dire ? » La journaliste a éclaté de rire, en me mettant devant ce délit d'autocensure que je venais de commettre sans même m'en rendre compte, puis m'a informée d'un ton très sérieux qu'aucun des deux hommes n'avait envisagé que je pourrais les remplacer sans dommage.

Cette table ronde s'est finalement bien déroulée mais, en la réécoutant, je me suis aperçue que mon temps de parole, que j'ai respecté en cherchant à faire des phrases synthétiques et porteuses de sens, avait été plus court que celui de mes collègues. Ce déséquilibre involontaire mais significatif de nos comportements sociétaux autour du dialogue homme-femme m'a renvoyé à plusieurs situations désagréables où, au-delà d'un temps de parole réduit, c'est tout l'accès à la conversation qui m'avait été plus ou moins refusé.

J'ai le souvenir d'une présentation que je faisais en conférence il y a une dizaine d'années, vingt minutes de temps de parole que le modérateur, un homme du genre très sûr de lui, a décidé de réduire à huit minutes au prétexte que l'orateur précédent, un homme, avait débordé de son temps de parole et que l'orateur à venir, lui aussi un homme, devait avoir le temps de parler (ce qu'il a fait pendant vingt minutes sans être interrompu). Cette attitude, qu'on pourrait qualifier de goujate, n'a pas été spécialement remarquée, et le modérateur, que j'ai apostrophé ensuite, m'a répondu par une pirouette séductrice qui m'a ramenée à notre finalité : exister comme faire-valoir d'un patriarcat assumé et par-dessus tout accepté comme étant la norme.

On est de nouveau ici dans l'expression d'un sexisme rampant, comme l'a bien décrit Brigitte Grésy, inspectrice générale des affaires sociales, qui, en tant que membre du Haut Conseil à l'égalité entre les femmes et les hommes, dirige la rédaction des rapports annuels sur l'état du sexisme en France. Dans une tribune publiée dans *Le Monde* en 2022, elle avait rappelé que le sexisme agit toujours de la même façon : il disqualifie les femmes, les infériorise, voire les infantilise, actionnant cette « valence différentielle des sexes » dont parle l'anthropologue Françoise Héritier. Et cette attitude humiliante n'est qu'un des exemples quotidiens où avoir la parole et la garder est une bataille constante, comme lors des conférences en distanciel où couper la parole à une femme est un acte anodin, et se battre pour garder la parole jusqu'au bout de l'expression de ses idées, une bataille héroïque.

À travers ces expériences qui ont émaillé avec une certaine constance mon parcours académique, c'est à une véritable universalité que je veux faire écho. En 1998, Corinne Monnet, activiste féministe du collectif Les Folles Alliées, a bien montré dans un texte très fort, « La répartition des tâches entre les femmes et les hommes dans le travail de la conversation », que le déroulé de la conversation menait à une division inégalitaire du travail d'élaboration de l'échange oral. Les femmes construisent en effet leur interaction conversationnelle sur l'encouragement à l'échange à propos des sujets lancés par les hommes, qui par là même gardent la conduite de la conversation, alors qu'eux-mêmes ne réagissent que très peu aux sujets lancés par les femmes. Ceci crée une asymétrie dans la répartition des tâches, reproduisant la domination patriarcale immémoriale sans même que les protagonistes de ces conversations en aient conscience. Ainsi, selon Corinne Monnet, « le silence des femmes dans la conversation ainsi que leur exclusion de la communication conduisent à leur invisibilité dans le monde. Si la parole est déterminante dans la construction de la réalité, ceux qui contrôlent la parole contrôlent aussi la réalité ».

IX

Ombres et lumière, dans la tourmente de la post-vérité

J'avais peu l'habitude des médias. Une interview dans *Libération* par le journaliste Éric Favereau en 2013 pour parler de la vie avec le VIH, un passage de trente minutes en 2016 dans l'émission de Marina Carrère d'Encausse et Michel Cymes, « Le Magazine de la santé », à l'occasion du Sidaction le 1er décembre pour analyser les chiffres de l'épidémie de VIH-sida, et c'était tout. J'avais apprécié cet exercice, les discussions badines avec les maquilleuses, les échanges avec le directeur de production, les joutes oratoires avec les journalistes, un univers très éloigné du mien mais où je m'étais sentie à l'aise. Après mon interview au « Magazine de la santé », les deux présentateurs accueillaient également un autre médecin, microbiologiste, inconnu du grand public. Je l'ai croisé devant l'ascenseur quand j'ai quitté le plateau, comme à son habitude très sûr de lui, la démarche hautaine, sans un regard pour la petite blonde que j'étais, me poussant afin de le laisser entrer dans cet ascenseur dont je sortais pour regagner mon hôpital. Je me rappelle avoir souri, tellement cette caricature de grand professeur était fidèle à l'image que Didier Raoult (c'était bien lui) avait au sein de notre jeune génération, celle d'un spécialiste de microbiologie qui se rêvait en grand infectiologue...

Que n'avions-nous ri quand nous tombions sur un article publié par son équipe dans une revue dirigée par des membres de son laboratoire qui annonçait à grand renfort de superlatifs la découverte de x virus... sans aucun pouvoir pathogène, comme il en existe des millions. Les échos qui nous parvenaient de ceux qui travaillaient à ses côtés à l'institut hospitalo-universitaire Marseille-Méditerranée étaient toujours les mêmes, soit idolâtres, soit terrifiés. En tant que coordinatrice de la formation des internes en maladies infectieuses d'Île-de-France, j'échangeais parfois avec mon homologue marseillais, en particulier entre 2017 et 2019 au moment de la création de notre diplôme d'études spécialisées. J'avais été intriguée par le fait que plusieurs internes avaient exercé leur droit au remords, c'est-à-dire qu'au bout d'un an de formation en maladies infectieuses ils décidaient de changer de spécialité. Par ailleurs, il était fréquent que les internes qui choisissaient cette spécialité à Marseille soient loin dans le classement national au concours de l'internat, et souvent parmi les moins bien classés de l'ensemble des internes de maladies infectieuses en France. Cela n'avait de cesse de m'interpeller, comme si pour ces internes Marseille était un choix par défaut. Évidemment les faits étaient niés par l'équipe en place et cet aveuglement était source de moqueries chez nos jeunes collègues.

Pour ma part, je travaillais depuis longtemps avec des équipes en sciences sociales ou en virologie occupant des locaux de l'IHU. J'avais par ailleurs été à deux reprises conviée à faire partie de jurys de nomination d'universitaires dans l'équipe de Didier Raoult. J'avais à l'époque été frappée par le fait que les postes à pourvoir étaient publiés avec des profils très précis, qui correspondaient point par point à de jeunes scientifiques formés exclusivement au sein de son équipe. Bien sûr, des candidats de toute la France postulaient, mais j'ai vite compris que leurs chances étaient inexistantes. Quand j'ai été sollicitée une troisième année, j'ai refusé de participer car j'avais compris que l'équipe se constituait par un exercice peu banal d'endogamie où le nommé est redevable toute sa vie au « patron », la meilleure façon de se créer une armée de chercheurs fidèles, et essentiellement masculins.

Les équipes avec lesquelles je travaillais étaient celles du secteur ambulatoire qui prenait en charge le VIH et du département de sciences sociales, composé de personnes très compétentes avec qui je coopérais de longue date, en particulier dans mes travaux sur les hépatites virales. En novembre 2018, j'ai été invitée une première fois à donner une conférence dans cet IHU et je devais évoquer le dépistage de l'hépatite C en Afrique, alors urgence de santé publique. Dans l'amphithéâtre qui a connu son heure de gloire pendant la Covid-19 par les vidéos controversées postées sur le compte YouTube de l'institut, je me souviens que les gens présents étaient mal installés. Les bancs en béton sont inconfortables et, de la table placée sur l'estrade, j'avais été saisie par la mise en scène de cet endroit. Je m'étais dit : « Ici, ce n'est pas l'orateur qui est à la disposition du public mais plutôt le public qui est soumis à l'orateur. » Comme si l'assemblée devait attendre religieusement d'y recevoir une parole sainte.

Dans l'assistance plutôt fournie, il y avait toutes sortes de personnes de la communauté de l'Institut, y compris quelques membres de l'équipe de maladies infectieuses, et je me souviens de ce professeur, proche de Didier Raoult, tout sourire, qui m'avait adressé un SMS avec une jolie photo de la mer vue de la terrasse de sa maison, en me proposant de m'y emmener dîner « quand je voulais ». Didier Raoult n'était pas présent à la conférence, mais quelques mois plus tard j'ai été invitée par un virologue de son équipe à donner une autre conférence dans les mêmes locaux, cette fois à propos des « Grandes transmissions épidémiques de l'hépatite C ». J'entretenais de bons rapports avec ce scientifique dont j'estimais le travail sur les tests de dépistage. En déroulant mon argumentaire, je montrais que l'une des origines de la transmission de l'hépatite C en Afrique était des campagnes massives de vaccination par des occidentaux au XIXe siècle. J'avais déjà entamé mon intervention lorsque Didier Raoult est arrivé à grandes enjambées, blouse ouverte, cheveux au vent. Il s'est assis cinq minutes, puis s'est levé et a quitté l'amphithéâtre. J'étais amusée mais pas étonnée par l'attitude cavalière qui correspondait si bien au personnage : pas de considération pour autrui, et puis l'hépatite C, pfff... probablement pas à la hauteur de ses propres travaux de virologie. La conférence a finalement été un succès et à la fin de mon intervention une remarque en particulier, formulée par un de ses adjoints, n'a pas cessé de m'étonner : « Heureusement que le Professeur n'est pas resté, parce qu'il n'aurait pas du tout été d'accord avec ce que tu as dit ! » Devant mon air surpris et interrogateur, il a poursuivi : « Tu as parlé des missionnaires et des médecins coloniaux français comme responsables des campagnes de vaccination massive et donc points de départ des épidémies d'hépatite C. Lui qui connaît très bien l'Afrique, il n'aurait pas aimé que tu accuses les Blancs d'avoir disséminé l'hépatite C. » J'étais abasourdie et en même temps amusée. C'était un fait historique, avéré, pourquoi aller chercher une vérité alternative sinon pour reconstruire une réalité qui n'était pas en phase avec ses propres idées ? Ce que l'on appelle maintenant la post-vérité était donc bien antérieure à la crise de la Covid-19 et je n'ai pas été étonnée qu'elle resurgisse, amplifiée, avec la polémique autour de l'hydroxychloroquine, puis pendant tout le temps de la pandémie sur divers sujets qui allaient contre sa vérité à lui (la transmission, la vaccination, les chiffres de mortalité, etc.).

J'ai été très bien reçue par mes collègues infectiologues de Marseille et, à l'invitation d'un des praticiens hospitaliers, j'ai visité le service de maladies infectieuses, seul service de médecine du bâtiment, à deux pas de la Timone, où sont transférés les patients dont l'état nécessite une prise en charge en réanimation. L'établissement, lauréat d'un appel d'offres, a des moyens matériels considérables et j'ai été impressionnée par ce que je découvrais. En somme, un service public, conçu comme une structure privée. Tout était à la pointe de la technicité en termes d'aménagement des chambres et des couloirs, des équipements neufs, du matériel haut de gamme mis à disposition de la biologie qui intègre la recherche dans la routine de laboratoire. En France, dans la plupart des hôpitaux, on manque d'argent. Les portes ne ferment pas correctement, les sols sont refaits tous les vingt ans, les plafonds tombent en ruine à cause des fuites, et nous devons constamment nous battre pour équiper les chambres en matériel adéquat. Le contraste était saisissant. Chaque dimension du bâtiment soulignait sa modernité, sa propreté, son organisation. En fin de visite, le collègue qui m'accompagnait m'a alors dit en riant : « Tu n'as pas eu l'honneur d'être invitée par le patron. C'est dommage, tu aurais vu son bureau, impressionnant. » Le bureau du patron était immense, trônant sur une estrade, entouré de nombreuses statues. Autour de lui, il avait posé des bustes à son effigie. Aux murs, étaient accrochées des peintures le représentant. J'étais très amusée par ces démonstrations d'orgueil. Mon guide se réjouissait de me donner tous ces détails. Il me semblait sympathique, accueillant.

De retour à Paris, lorsque j'ai raconté ma visite à mes collègues de l'hôpital Saint-Antoine, certains m'ont rapporté les rumeurs qui circulaient sur des accusations de harcèlement moral et sexuel au sein de l'institut (depuis lors, un chercheur a effectivement été condamné par la justice). Ces accusations m'ont laissée abasourdie. Les violences donnaient l'impression d'être institutionnalisées, comme faisant partie intégrante de l'écosystème local. Très récemment, nous avons appris dans les médias que le médecin qui m'avait accompagnée durant ma visite de l'IHU faisait l'objet de poursuites judiciaires pour des histoires de mœurs, sur lesquelles des rumeurs avaient fuité, mais pour nous qui travaillions loin de Marseille, cela n'était qu'une des dérives que l'on observait depuis bien longtemps dans cet institut où la place des femmes et les considérations pour l'équité de genre posaient question depuis longtemps.

À l'époque, une sorte d'opacité planait sur le fonctionnement de cet IHU. Personne ne savait vraiment comment on y travaillait, comment les employés ou les patients étaient traités. Ni comment la recherche était exercée. C'était une forteresse à l'atmosphère sulfureuse, d'où s'échappaient rumeurs, fantaisies et absurdités, jusqu'au contenu des enseignements dispensés. La doxa de l'enseignement en maladies infectieuses n'y était pas toujours respectée. Certains de ces collègues de Marseille sont par exemple les seuls à enseigner à leurs étudiants qu'il n'y a pas de lien entre la consommation inappropriée d'antibiotiques et l'émergence de résistances aux antibiotiques, illustrant combien leur rapport à la science est « flottant » et combien, sous prétexte d'interroger le fait scientifique, ils prennent beaucoup de libertés, y compris avec la vérité.

Ces exemples montrent qu'aucun mécanisme de contrôle n'a vraiment été appliqué pendant longtemps pour évaluer de telles pratiques. Pourtant, l'institut a été sanctionné à plusieurs reprises. En 2018, le CNRS et l'Inserm lui ont retiré leur label d'excellence. Que les deux plus grands organismes de recherche de France délabellisent un IHU est un événement inédit, qui aurait dû interroger les institutions politiques. Un seul organisme de recherche a maintenu sa labellisation, et c'est celui qui sucite un questionnement sur le terrain du risque de collusion d'intérêts majeure, avec un directeur général dont la compagne de l'époque était la présidente du conseil d'administration de l'institut. Beaucoup d'entre nous, dans le petit monde de l'infectiologie, se gaussaient de la situation, mais étaient peu fiers que les instances dirigeantes de notre pays laissent se perpétuer, au plus haut niveau d'un établisement censé être le fleuron de la recherche en infectiologie, un fonctionnement qui pouvaient à certains égards se rapprocher de celui d'une république bananière, entre népotisme et corruption.

Avant la pandémie de Covid-19 qui a jeté une lumière crue sur le fonctionnement de l'IHU Marseille-Méditerranée, personne au ministère de la Santé ni au ministère de la Recherche et de l'Enseignement supérieur n'a jugé bon de diligenter des enquêtes sur le terrain. Les signaux d'alertes, dénonçant des dysfonctionnements, étaient nombreux. Une vidéo YouTube, réalisée par les internes de Marseille, en est l'édifiante démonstration. Elle dévoile leur spectacle de fin d'année, contenant l'essence de ce qui est aujourd'hui reproché à l'institut. En 2023, les preuves de ces dérives abondent, mais tout était en germe depuis des années, y compris les penchants pour la désinformation. Si les faits n'allaient pas dans le sens de l'histoire que certains collègues de l'institut voulaient raconter, ils changeaient les faits, et donc l'histoire, qui devenait si possible un conte terrifiant dans lequel, tels des chevaliers blancs, ils se donnaient la part belle et venaient sauver le monde. Une attitude risible mais bien cruelle pour ceux qui les suivaient. Et c'est ce qui s'est passé avec l'hydroxychloroquine.

Depuis longtemps, certains chercheurs en microbiologie et infectiologues de l'institut avaient pour dogme d'associer corrélation avec causalité. On donne à un sujet porteur d'une maladie X un traitement Y ; si le malade X guérit, c'est que le traitement Y est efficace : corrélation entre X et Y = causalité de Y sur X. Enfantin… et très naïf, parce que cela ne prend pas en compte la possibilité de guérir spontanément (même en l'absence de Y, X disparaît, alors évidemment il disparaît aussi quand Y est là, mais pas forcément grâce à Y : ce raisonnement est compréhensible dès le collège, et probablement dès l'école primaire pour beaucoup d'enfants). Mais comme il se disait que Didier Raoult se voyait en récipiendaire du prix Nobel de physiologie et de médecine, la pandémie n'allait-elle pas permettre d'appliquer à grande échelle ce mode de fonctionnement ?

En 2020, quand ont surgi le SARS-CoV-2 et la maladie qui lui est associée, la Covid-19, la chloroquine était une molécule déjà utilisée dans certaines maladies infectieuses (plus depuis longtemps contre le paludisme à cause de la résistance importante qu'y a développée le parasite), plutôt pour son rôle acidificateur du contenu cellulaire, créant ainsi un milieu hostile à la réplication du microbe. Après avoir annoncé de façon méprisante qu'il n'y avait pas plus de morts par Covid-19 que de décès par accidents de trottinette, Didier Raoult tira à la hâte des conclusions erronées d'un article publié dans la presse chinoise qui démontrait l'efficacité inhibitrice *in vitro* de la chloroquine sur le SARS-CoV-2, et annonça dans une vidéo qui devint rapidement virale qu'il avait traité quelques patients avec de l'hydroxychloroquine (escamotant au passage la transition chloroquine-hydroxychloroquine), que ces patients avaient guéri et que pour la Covid-19, décidément, on pouvait sonner la « fin de partie ». Sans avoir retenu la leçon corrélation/causalité.

Un consortium de chercheurs renommés, provenant d'établissements d'excellence scientifique comme les Hospices Civils de Lyon, l'Inserm, le CNRS, Pasteur ou encore le CEA, avec une équipe de virologues, logé dans les locaux mêmes de l'institut, a vite pris le contre-pied de ses déclarations tonitruantes en décidant d'évaluer l'efficacité de l'hydroxychloroquine sur l'inhibition du SARS-CoV-2 selon une démarche scientifique rigoureuse : après un modèle *in vitro*, on teste la molécule dans un modèle animal avant de passer à l'homme, et si le modèle animal ne montre aucune efficacité, alors on ne se donne pas la peine de passer chez l'homme où l'on sait que le traitement ne sera pas efficace. Le modèle animal est également indispensable pour évaluer la toxicité d'une molécule car la tolérance des médicaments peut être différente en fonction de la maladie que présente le sujet, sachant que cette tolérance est souvent liée à la quantité prescrite et la posologie peut être différente d'une maladie à l'autre. L'équipe consciencieuse de chercheurs a ainsi pu démontrer l'absence totale d'efficacité de l'hydroxychloroquine dans ce contexte et à des posologies qui ne seraient pas toxiques pour l'homme. Mais, dans un élan d'orgueil et de mépris profond pour cette démarche scientifique,

Didier Raoult, appuyé par une grande partie de son équipe, décréta que l'hydroxychloroquine soignait et sauverait l'humanité. Vive l'IHU Marseille-Méditerranée, vive Marseille !

Nous étions au cœur du premier confinement, les gens restaient chez eux, anxieux, médusés par la violence soudaine de la pandémie. Beaucoup, sans connaissances scientifiques, étaient soulagés de voir arriver si vite une solution, proposée par un homme charismatique et convaincant. Les figures emblématiques de l'IHU Marseille-Méditerranée ont surgi dans ce moment de vulnérabilité nationale avec condescendance pour les gens, mépris pour la communauté scientifique, et avec une hubris à laquelle la situation exceptionnelle que nous vivions a donné une dimension inédite.

Quand le 22 mars 2020 un journaliste de France 2 m'a appelée pour me demander si j'acceptais de faire un point sur les avancées en termes de traitement contre la Covid-19 au journal de 13 heures, je m'apprêtais à parler des molécules en cours d'évaluation thérapeutique dans des essais européens de grande ampleur, et surtout des corticoïdes, ces anti-inflammatoires qui ont eu un impact majeur sur la mortalité et pour lesquels on commençait à recevoir des résultats réconfortants en provenance du

Royaume-Uni. Pour ouvrir la séquence Covid-19, le journaliste a commenté un reportage filmé à Marseille, où l'on voyait une longue file de personnes, non masquées, se masser devant les locaux de l'IHU, sans respect pour la distanciation sociale. Toutes venaient se faire tester et recevoir de l'hydroxychloroquine. Parmi elles, quelques-unes n'étaient qu'infectées par le SARS-CoV-2, voire pas du tout comme cela a été montré plus tard, et très peu avaient des manifestations cliniques de la Covid-19. En effet, en mars 2020, l'épidémie n'avait quasiment pas atteint Marseille, l'Est de la France et la région parisienne étaient les principaux territoires touchés. Et il était de nouveau question de ce traitement « miracle » qui allait sauver le monde et rouvrir les frontières, si au moins on acceptait de prêter allégeance au gourou de l'hydroxychloroquine.

Devant l'écran de mon ordinateur, dans mon bureau d'où je suivais le reportage en direct sur la chaîne web de France 2, j'étais partagée entre l'incrédulité et la colère ressentie devant la négation de l'importance d'une démarche rigoureuse. Plutôt que d'accompagner, d'informer sur ce que nous savions ou ne savions pas sur le virus, de concentrer ses efforts sur une meilleure compréhension du cycle viral et sur l'évaluation de médicaments,

Didier Raoult préférait prôner contre vents et marée, et surtout contre toutes les évidences scientifiques qui pourtant se sont accumulées dès mars 2020, l'utilisation à grande échelle de l'hydroxychloroquine, autant en prévention qu'en traitement de l'infection par le SARS-CoV-2.

Un peu plus tôt, au début du mois de mars, j'avais déjà entamé un travail de pédagogie qui me semblait indispensable. La chaîne d'information continue LCI m'avait conviée sur un plateau avec Roselyne Bachelot, à l'époque chroniqueuse santé sur l'antenne, pour évoquer les mesures de prévention afin d'éviter la contamination par le SARS-CoV-2. La pédagogie dont j'avais fait preuve pour expliquer la différence entre masque chirurgical et masque FFP2 a incité la chaîne à m'inviter à une seconde émission en soirée, avec d'autres participants dont Olivier Véran, alors nouveau ministre de la Santé, pour répondre aux questions du public. Après ces deux émissions, mes apparitions publiques ont augmenté, à la radio comme à la télévision. Pour moi, elles s'inscrivaient dans une forme d'engagement scientifique, qui n'est pas très éloigné de l'engagement politique. C'était mon rôle, et celui des autres médecins compétents, de transmettre notre savoir au plus grand nombre. Et de mener un combat contre les pseudo-scientifiques populistes qui sont apparus dès les prémices de la pandémie. Bientôt, chaque aspect de la gestion de crise devenait un prétexte à polémique : les masques, les moyens de prévention, le couvre-feu… Il fallait répondre et se dresser contre la désinformation.

Rien ne m'avait préparée aux réactions hypertrophiées ni aux violences verbales auxquelles j'allais être confrontée, après avoir expliqué lors de ce journal de France 2 pourquoi on ne pouvait pas faire de compromis avec la démarche scientifique, même pendant une crise majeure, voire surtout lors des crises de cette ampleur où les scientifiques doivent être irréprochables. Avant la pandémie et ses polémiques, j'utilisais volontiers Twitter pour interagir avec une communauté scientifique restreinte, principalement pour rester en contact avec mes homologues à l'étranger. Quelle révolution que les réseaux sociaux comme Twitter où en dix secondes et deux cent quatre-vingts caractères on pouvait partager avec la communauté scientifique tel papier qui pourrait profondément modifier nos connaissances ou telle annonce en congrès aussitôt applicable à nos malades ! Pour le meilleur, les réseaux sociaux nous ont fait plonger dans le XXIe siècle… et pour le pire, ils nous ont entraînés dans l'obscurantisme.

Bien sûr, l'obscurantisme n'a pas attendu l'ère moderne pour réduire au silence nombre de grands scientifiques dont les idées révolutionnaires ne s'accommodaient pas des fausses croyances de l'époque. Et le complotisme n'a pas attendu l'ère des réseaux sociaux pour prospérer aux dépens des angoisses des citoyens. Mais les réseaux sociaux, par la caisse de résonance mondiale qu'ils donnent en une fraction de seconde aux thèses les plus farfelues et souvent rendues plausibles par un savant maquillage de la réalité, ont joué un rôle majeur dans la diffusion des fausses informations pendant la crise. L'anonymat qui sert de base à la plupart des échanges a beaucoup contribué au sentiment d'impunité de certains utilisateurs peu scrupuleux, tandis que la griserie procurée par l'inversion de la norme a aboli la distance entre scientifiques et citoyens (« 66 millions de covidologues » comme l'a dit mon collègue, le Pr Gilles Pialoux). Sans même parler du harcèlement organisé, dont le but a été de faire taire les voix de raison et tempérance pour qu'au-dessus du brouhaha n'émergent que les voix de stentor des ego hypertrophiés (qui curieusement sont toujours celles qui propagent la haine et la division).

En intervenant dans les médias, en rappelant les faits, en prenant mes responsabilités, j'ai fait le choix de m'exposer publiquement. Or, toute exposition s'accompagne d'un prix lourd à payer. Après mon intervention relative à l'hydroxychloroquine, les attaques ont fusé sur les réseaux sociaux. À la même période, en l'espace de quelques heures, ma boîte mail a été inondée de messages injurieux, arrivant par centaines, sans interruption, beaucoup dupliqués, comme un tsunami mental dans lequel j'ai cru me noyer. C'est une véritable effraction psychique que j'ai vécue ce jour-là, une désintégration de mon altérité. Ce jour-là, je ne suis pas rentrée chez moi. Prise par un sentiment aigu de paranoïa, j'étais convaincue qu'à l'instant où j'allais mettre un pied dehors, je serais lynchée sans pouvoir me défendre. J'ai téléphoné à mes voisins pour m'assurer que personne ne m'attendait devant chez moi et je me suis réfugiée au domicile d'un ami, où j'ai passé quelques nuits. La sécurité de l'hôpital a été informée des menaces qui pesaient sur moi et a décidé de faire le tour des bâtiments, afin de vérifier si des individus n'essayaient pas de franchir l'enceinte pour venir attenter à ma vie. Je n'avais jamais connu une telle peur.

Par la suite, une grande partie des remarques envoyées sur les réseaux sociaux a porté non pas sur mes compétences professionnelles, mais sur mon physique et sur ma probité de médecin. Pendant cette période, parce que je travaillais sans m'arrêter, sans pouvoir faire de sport ou avoir une alimentation équilibrée, j'ai pris du poids. Les images soulignant ce changement circulaient abondamment. J'ai été traitée de salope avec des enfants de bâtard car tous n'avaient pas le même père, outrage ultime aux yeux des internautes les plus intolérants, comme une manière de me ramener systématiquement à ma vie personnelle jugée scandaleuse. Les attaques concernaient souvent ma vie de femme et de mère. En public, un professeur du service de maladies infectieuses à Marseille m'a même appelée « la dinde de l'infectiologie ; allô quoi ! » en ultime référence à la blonde décérébrée dont ils m'avaient donné le rôle. Leurs élans de misogynie assumée à mon encontre en entraînaient d'autres, plus inquiétants. Très vite, je suis devenue la cible d'une partie de l'extrême droite, portée par des individus comme Florian Philippot. Des meutes s'élançaient contre moi, en particulier sur Twitter. Sur Facebook également, des vidéos circulaient, me prenant à partie. On m'y voyait avec une cible sur le front, un pistolet sur la tempe, éclaboussée de sang. Ces images, d'une violence inouïe, étaient bouleversantes, en écho aux lettres anonymes parlant de viols avec du fil barbelé que j'ai reçues. D'autres messages sexistes prétendaient qu'une femme ne pouvait pas être une experte reconnue dans son milieu (« Lacombe est marrante à la rantanplan » ou encore « c'est vrai que les PUPH sont... franchement limités, comme Lacombe » dixit ce professeur d'endocrinologie de Lille qui s'est piqué d'être devenu un grand infectiologue en 2020, #opportunisme dirait-on maintenant sur X).

Beaucoup de ces individus ont tenté de stigmatiser ma position de professeure de médecine, qui travaille en collaboration avec l'industrie pharmaceutique et les organismes académiques. Le député Joachim Son-Forget, à l'époque membre de la majorité LREM, a cherché à prouver que je dénigrais l'hydroxychloroquine parce que j'aurais voulu favoriser d'autres médicaments, promus par des industriels qui m'auraient rémunérée. Cet acharnement m'a valu une plainte au Conseil de l'ordre pour prise illégale d'intérêts, déposée par l'association Anticor au mois de juin 2020. Dès l'audience de conciliation en septembre, l'association a – comme attendu – retiré sa plainte parce que j'ai pu montrer aux deux avocats qui la représentaient qu'ils avaient été influencés par des personnes mal intentionnées ayant infiltré leur conseil d'administration. Ils avaient été trompés par leurs propres adhérents, et tous mes travaux d'expertise étaient en ordre, déclarés, autorisés et faisaient partie d'un processus habituel de collaboration entre le monde académique et l'industrie pharmaceutique. J'étais une femme à abattre, par tous les moyens possibles.

Dans un rapport rendu par la députée Céline Calvez sur la place des femmes expertes dans les médias pendant la crise sanitaire, celle-ci cite mon nom parmi les rares personnalités féminines qui ont émergé. Nous étions en effet peu nombreuses et nous avons toutes – à des degrés différents – été traînées dans la boue, majoritairement par des hommes. Pour se protéger contre ce harcèlement, j'ai un temps quitté Twitter. Mais j'ai fini par comprendre que ce n'était pas à moi de partir. Pourquoi aurais-je dû laisser le champ libre aux populistes, représentant une part certes bruyante mais minoritaire de l'opinion ? « Les citoyens du web », un collectif investi dans la lutte contre les mouvements sectaires, m'y ont aidée. Ils m'ont épaulée, convaincue que ma voix devait continuer de porter les messages de santé publique que j'essayais de diffuser depuis le début. Ma détermination militante m'a poussée à ne pas rester silencieuse, à ne pas baisser les bras. Mais les conséquences d'une telle visibilité sont terriblement difficiles à gérer. Plus tard, j'ai interrogé certaines collègues sur les raisons pour lesquelles elles n'avaient pas osé s'exposer. Leur retenue et leur crainte étaient légitimes. Car une femme a toujours plus à perdre qu'un homme lorsqu'elle prend une dimension publique.

X

Lettre à ma fille

« Tu sais maman, j'ai beaucoup réfléchi. Je n'ai pas rédigé mes lettres de recherche de stage pour les restaurants, parce que finalement je pense que je vais faire médecine, et je préférerais faire mon stage à l'hôpital, avec les enfants car je crois que c'est la pédiatrie qui m'intéresse. »

Toi, ma fille qui as juste treize ans, tu m'annonces que, vingt-sept ans après moi, tu souhaites te lancer dans une carrière médicale. Je suis figée sur place, j'ai un drôle de trou au cœur et ma tête s'embrume, mes yeux s'embuent et je dois m'asseoir pour ne pas tomber. En quelques secondes défilent dans ma tête tous ces moments difficiles où, avec toi à mes côtés, j'ai lutté pour assumer mon travail d'interne puis de jeune cheffe de clinique quand ton père était parti vivre dans le Sud. Lorsque les fins de mois difficiles m'ont contrainte à enchaîner les gardes et les astreintes, sans famille à Paris, je t'emmenais partager mes nuits en chambre de garde. On se nourrissait de pizzas, on se racontait des histoires de P'tit Loup et de Martine, puis je te laissais ensuite au chaud sous les draps quand mon bipeur des urgences sonnait. Et pendant mes week-ends d'astreinte, quand je culpabilisais de te laisser à des parents de petits camarades compatissants, je te confiais aux infirmières de mon service qui te surveillaient à tour de rôle, toi la brunette à fossettes. Avec ton papier à dessin et tes crayons sur la table de l'accueil du service, tu passais tes dimanches matin à dessiner pendant que je faisais le tour des patients.

Nous avons vécu tant de nuits blotties l'une contre l'autre à Belleville, dans notre appartement de la cité Jandelle, où, après que tu t'étais endormie, je me relevais pour finir la rédaction de ma thèse de médecine, les paroles d'Étienne Daho en sourdine, la rumeur de Paris comme une symphonie, comme la mer qui balance… Puis je te revois, toute belle dans ta robe de velours bleu, et du haut de tes quatre ans, dans les bras de ta grand-mère, écouter pendant une heure sans bouger ma soutenance de thèse. Ma main droite levée, quand j'ai prêté serment – « Au moment d'être admise à exercer la médecine, je promets et je jure d'être fidèle aux lois de l'honneur et de la probité… » –, ce sont tes yeux brillants et joyeux que j'ai vus posés sur moi, ton sourire éclatant qui a refermé la parenthèse de ces années de labeur. Pourtant, du cœur de ton enfance, je t'ai toujours entendue dire que tu ne serais jamais docteure, trop de travail, trop d'absences, pas de vie à soi…

Tu étais attirée par la cuisine, la pâtisserie en particulier, d'où le stage d'observation de troisième que tu devais effectuer dans la restauration. Pourquoi ai-je pleuré lorsque tu m'as annoncé que c'était la médecine que tu souhaitais étudier, alors que tant de parents auraient été heureux et fiers du choix de leur enfant ? J'ai beaucoup réfléchi à ma réaction initiale et j'ai compris qu'elle avait été à la fois altruiste et égoïste : je voulais te protéger de la violence de la vie d'étudiante en médecine et me protéger moi-même de revivre à travers toi ce que j'avais vécu toutes ces années auparavant. Mais à l'heure où tant de parents médecins imposaient encore à leurs enfants leur propre choix, car il existe dans le milieu médical un atavisme créant des générations successives de docteurs et de professeurs de médecine, le nôtre était plutôt de t'accompagner dans ton désir de rejoindre la restauration. Pourtant, le véritable altruisme était d'accepter ton choix, aussi douloureux pour moi qu'il pût être, et de te faire confiance pour transformer cet héritage maternel en parcours personnel aussi éloigné du mien que tu le désirais.

Après les quelques semaines qu'il m'a fallu pour assimiler ta décision (et plusieurs appels téléphoniques à mes collègues de l'hôpital Trousseau pour te dénicher un stage au dernier moment), je t'ai questionnée sur les raisons profondes de ton changement d'orientation, et c'était pêle-mêle : « On travaille tous les week-ends et on a peu de congés dans la restauration (est-ce si différent en médecine ?), les journées sont très longues (j'ai alors repensé à mes journées de vingt-quatre heures successives sans repos post-garde), j'ai peur que cela soit monotone (il est vrai qu'en médecine aucune journée ne ressemble à la précédente et on rêve parfois d'une routine qui nous porterait et nous permettrait de mettre notre cerveau sur pause). » Et puis bien plus tard : « Je garde un souvenir merveilleux du temps que l'on a passé ensemble quand j'étais petite, que je t'accompagnais à l'hôpital, qu'on parlait de tes malades et que je restais avec les infirmières du service qui m'apportaient des bonbons et des gâteaux ! » Et pourquoi les enfants plutôt que les adultes ? Mais toi et moi connaissions la réponse. Tu as depuis toujours un rapport particulier aux enfants, une douceur qui absorbe leurs angoisses, un regard bienveillant qui déjà les soigne en partie. Cette attirance pour la pédiatrie s'est confirmée pendant tes études, et te voilà maintenant interne, à t'occuper des mômes en réanimation et aux urgences…

Mais avant d'arriver là où t'ont menée tes bons résultats au concours de l'internat, tu es, tout comme moi plus de vingt ans auparavant, passée par des années bien difficiles. Les gardes, les cours, les week-ends d'astreinte, la préparation des examens et des concours, six années où plusieurs fois tu m'as dit ne pas avoir de vie, alors que tous tes camarades de lycée ont petit à petit commencé à travailler, à avoir assez d'argent pour acheter leur premier appartement, voire pour certains fonder une famille, quand toi tu recevais encore de tes parents l'argent de poche qui t'aidait à boucler ton mois.

Toi aussi tu as connu l'humiliation par ceux qui t'ont considérée, la petite externe, avec cette condescendance de bon aloi dans certains « grands services » parisiens (« Tu ne réussiras jamais ton internat en connaissant si peu de choses »,

« Continue comme ça et tu vas le tuer », « Pas la peine de venir, tu nous serviras à rien », « Vous finirez tous médecins généralistes tellement vous êtes nuls »). Tu as connu les allusions sexuelles (« J'espère que tu as une bonne contraception », alors que le réanimateur, placé derrière toi, tenait ta main pour t'apprendre à faire une échographie cardiaque ; un médecin senior en s'adressant au jeune interne qui partageait sa garde aux urgences avec toi , qui était externe : « Si tu t'ennuies, il y a toujours l'externe, elle est là pour ça »), mais aussi les accueils de familles en deuil à gérer seule, les morts brutales de jeunes patients sans que tu aies eu ensuite de soutien psychologique (« Faut que tu t'habitues ! ») et les paroles choquantes à propos de patients (« Avec ses 55 d'IMC, je ne sais même pas comment elle a pu tomber enceinte »).

Tu as connu tout cela mais ta résilience, à l'image de la résilience de nombre de tes collègues internes, ne t'a pas détournée de ton futur métier. Sauf peut-être de celui d'hospitalo-universitaire. Toi, tu veux soigner, pas enseigner sauf au lit du malade, pas de recherche sauf celle qui s'applique directement aux soins, tu veux rester dans l'humain, pas sur la paillasse ni devant un ordinateur à brasser des bases de données. J'admire cette ténacité, ta capacité à pleurer puis avec tes larmes à effacer le présent difficile pour te projeter dans le futur, sans renoncer et sans baisser la tête pour porter haut tes convictions. Au cours de l'instruction concernant les agissements présumés du chirurgien parisien accusé de violences morales et sexuelles par des patientes, tu as accepté de témoigner sur l'ambiance délétère qui régnait dans son service, où les externes étaient interdites de consultation avec ce grand patron, « car les propos qu'il tient aux patientes et les gestes qu'il a peuvent être choquants », t'a dit le personnel médical.

Je sais que tu prendras la suite des femmes qui t'ont précédée dans cette voie, pour une médecine plus humaniste, plus respectueuse de celles et ceux qui la pratiquent comme de celles et ceux qu'elle soigne. Tu es de cette génération qui n'acceptera plus l'humiliation, la déconsidération, la stigmatisation. Fortes de votre savoir, vous ne laisserez pas la place au sentiment d'imposture ou d'usurpation car cette place qui est la vôtre sera celle que vous aurez méritée par votre travail et votre engagement à soigner.

Tu ne veux pas être professeure ? Mais ta détermination te mènera bien plus loin que la seule satisfaction académique, cette même détermination qui t'a fait t'agripper lorsque tu avais sept ans à cette barre d'escalier et refuser d'aller au cours de judo où je te voyais déjà ceinture noire comme moi à dix-sept ans. En t'opposant encore si petite à moi, ta mère, tu as commencé à tracer ton chemin de femme indépendante, et en t'engageant dans ce si beau métier, celui de médecin, tu créeras ta propre voix au service des autres, forte de tout ce pour quoi nous toutes, nous depuis trente ans et vous maintenant, nous nous battons : l'équité, la probité, la reconnaissance de l'altérité, et cet élan d'humanité à la source de notre engagement de soignants.

Épilogue

Les femmes à l'hôpital, comment faire mieux ?

Ce livre, qui retrace mon parcours de médecin, chercheuse, enseignante en même temps que femme et mère, se structure autour des nombreux épisodes qui ont construit ma carrière. Mais au-delà de l'anecdote, j'ai cherché dans chacune de ces histoires ce qu'elle avait de plus universelle pour illustrer notre chemin à nous, les femmes médecins, dans ce milieu si particulier qu'est l'hôpital. J'ai voulu montrer combien le malaise actuel de l'hôpital (en particulier l'hôpital public car c'est ce que je connais le mieux, mais sans oublier le fait que dans le secteur privé, il n'y a aucune raison que cela soit différent) peut être en partie expliqué par la place que l'on y a longtemps dévolue aux femmes, entre domination masculine, sexisme, autocensure, dévalorisation, sentiment d'imposture et archaïsmes administratifs. Comme je l'aurais fait dans un autre contexte, celui de l'évaluation en santé publique, je ne souhaitais pas simplement relever les processus défaillants, mais également proposer des solutions, que j'ai listées ci-dessous sous la forme d'un abécédaire. Certaines sont déjà en cours d'exécution, d'autres devraient nous inciter à leur mise en œuvre. Cet abécédaire contient aussi des considérations personnelles dont l'objectif n'est pas d'aboutir à des actions mais plutôt de partager des instants de vie qui m'ont interpellée, interrogée, déstabilisée, et de provoquer une réflexion sur notre condition de femme, à l'hôpital, à l'université, en 2023, alors que notre quotidien a été bouleversé par des séismes sociétaux qui vont profondément modeler notre futur.

A comme Aporie

Une aporie est une difficulté logique insoluble, une contradiction dans le raisonnement que l'on ne peut pas résoudre. En somme, des injonctions contradictoires qui nous placent dans ces situations d'impuissance, déclenchant un stress parfois insurmontable. J'ai vécu de nombreuses situations d'aporie pendant la crise sanitaire, comme travailler avec acharnement tout en même temps maîtriser la lassitude du corps et des cœurs poussés à leurs extrêmes. Mais notre vie quotidienne à l'hôpital est également une somme d'apories : faire beaucoup (générer de l'activité médicale, augmenter le taux d'occupation des lits...) avec le moins possible (remplacer le moins possible les médecins, les infirmiers, diminuer la consommation de médicaments...), vivre notre vie de femme, de mère, et être une médecin, une chercheuse, une enseignante, voire une dirigeante (car diriger un service revient à être patronne de « PME ») performante. Où et comment trouver l'équilibre ?

B comme le B d'amBivalence ou d'amBiguïté

Dans certaines affaires de harcèlement moral ou sexuel, nous les femmes sommes parfois ambivalentes ; c'est refuser de regarder froidement et avec objectivité les événements que de ne pas le reconnaître : « Je ne veux pas céder mais en même temps je ne veux pas être exclue » ; « Il ne m'attire pas mais en même temps, si cela me permet d'atteindre mon objectif, où est le mal ? ». La frontière entre ambivalence et ambiguïté est parfois ténue. Le métier de psychologue institutionnel est primordial pour nous aider à comprendre les mécanismes psychologiques à l'œuvre dans les situations d'ambiguïté qui nous pousse vers la souffrance de l'ambivalence. Ce poste est trop souvent sacrifié à l'autel des économies à réaliser à l'hôpital. Or, sans psychologue qui encadre les équipes de soins, offre une écoute aux situations interindividuelles complexes et nous aide à démonter les engrenages délétères où parfois nous nous enfermons faute d'avoir le temps et la capacité de prendre du recul, nous laissons les souffrances individuelles s'installer et aboutir à une souffrance collective.

C comme « C-QVCT »

C de « commission », QVCT pour « qualité de vie et conditions de travail ». Ces C-QVCT sont les acronymes des solutions mises en place pour répondre concrètement aux dysfonctionnements de l'hôpital, tels qu'ils ont été identifiés depuis quelques années par les nombreuses enquêtes ayant sondé les raisons du mal-être des personnels de soins, techniques et administratifs. Ces enquêtes ont été diligentées suite aux observations de désaffection pour le travail à l'hôpital, moins de personnes qui se présentent aux concours de la fonction publique hospitalières, plus de personnes qui démissionnent et un mal-être rampant pour ceux qui y restent. Ces commissions commencent à se mettre en place et s'emparent de sujets aussi variés que l'égalité de traitement homme-femme dans les carrières professionnelles, le signalement des situations de harcèlement, la médiation dans les situations de dysfonctionnement de service. Même si leur périmètre peut englober le bien-être au travail (les séances de yoga, le baby-foot, le tai-chi !), leur but n'est pas de distraire le personnel, mais de réfléchir collectivement à ce qui améliorera le « vivre ensemble » à l'hôpital. Quand elles seront pleinement actives, il sera important d'évaluer leur impact sur des indicateurs objectifs à déterminer (tels que le nombre de situations de souffrance au travail identifiées et résolues, la progression de l'égalité homme-femme dans les postes de direction, etc.).

D comme Discrimination

La quatrième édition du baromètre « Donner des Elles à la santé » fait la part belle à l'évaluation de la discrimination que ressentent les femmes médecins à l'hôpital. Parmi les résultats qui devraient nous alarmer sur la perception de l'égalité à l'hôpital, 21 % des femmes interrogées disent qu'un poste avec davantage de responsabilités a été refusé à l'une de leurs collègues féminines parce qu'elle était une femme. De façon éloquente, 55 à 60 % des femmes qui ont participé à l'enquête pensent également que les hommes sont davantage sollicités dans des activités de représentation (conférences, réunions institutionnelles), que pour un travail égal, les hommes sont plus valorisés que les femmes, et enfin qu'il leur a été dit que la maternité et la vie de famille les empêcheront de postuler aux postes à responsabilités. En résumé, la moitié des femmes médecins se sont senties discriminées à un moment de leur vie professionnelle, quand elles étaient externes (53 %), internes (56 %), cheffes de cliniques – assistantes (49 %), et pour 52 % d'entre elles, cette discrimination était plus prégnante au début de leur carrière que par la suite (41 %). Au total, ce sont 82 % des femmes qui se sont senties discriminées du fait de leur sexe dans leur parcours, depuis leurs études jusqu'à aujourd'hui, et parmi elles, 44 % estiment l'avoir beaucoup été. Même si ce sentiment de discrimination semble être moins fort au fil des baromètres (qui ont débuté en 2020), c'est surtout le sentiment de discrimination vu par les hommes dont l'intensité diminue. Ainsi, pour des situations vécues par des femmes, le regard qu'y portent les hommes ne reflète pas leur vécu à elles. Comment alors trouver le compromis qui nous permettra à tous de vivre un hôpital équitable ?

E comme *Empowerment*

L'*empowerment* est une « dynamique où l'on pense pour soi-même, individuellement et collectivement : une démarche de dignité, qui s'oppose à la victimisation et au paternalisme ». Lorsque c'était adapté, j'ai toujours voulu ajouter un volet sur l'*empowerment* dans les projets de santé publique que j'ai mis en place : *empowerment* des travailleuses du sexe au Vietnam, *empowerment* des usagers de drogues au Sénégal... Mais l'*empowerment* s'applique aussi à nous, les femmes travaillant à l'hôpital et confrontées aux hommes, à l'administration. Il nous faut apprendre à identifier chez nous-même et chez nos voisines les situations de souffrance au travail, de discrimination et d'asservissement, et, dans une démarche proactive, démonter les mécanismes d'aliénation à l'œuvre. L'*empowerment* consiste aussi à apprendre à les identifier assez tôt pour ne pas se laisser enfermer dans ces situations.

F comme Fuite

Fuir n'est pas honteux. J'aimerais faire un éloge de la fuite comme un des aboutissements de l'*empowerment* (l'ultime étant simplement d'apprendre à ne plus se laisser enfermer dans une situation où l'issue est la fuite). Dans des situations de grande souffrance comme celles que peut provoquer le harcèlement qui enferme sa victime dans un cercle infernal de culpabilité et de mésestime, fuir peut parfois être le dernier recours quand l'administration n'a pas pris la mesure de la gravité de la situation en cours. De façon très allégorique, nous appelons cela « l'extraction de milieu hostile ». J'ai effectué quelques extractions de milieu hostile dans ma vie professionnelle, comme celle de cette jeune médecin assistante aux prises avec une direction médicale très délétère qui l'a mise dans une situation de « risque psychosocial » élevé. Comme une pièce de puzzle mal placée, il a suffi qu'elle trouve l'assemblage qui lui convenait (en l'occurrence un autre service où elle a pu manifester ses compétences en étant valorisée) pour qu'elle s'épanouisse. Donc oui, ne pas hésiter à fuir, puis à apprendre comment ne plus avoir à fuir.

G comme la division Genrée du travail à l'hôpital

Fermez les yeux et imaginez-vous entrant à l'hôpital : votre premier contact sera certainement avec un homme du service de sécurité. Pour vous orienter dans les noms des allées, ceux des bâtiments, les numérotations des ascenseurs et le dédale des couloirs, vous trouverez probablement une hôtesse d'accueil. Si vous vous arrêtez d'ailleurs devant le grand plan qui vous guide d'un bâtiment à l'autre, à côté des chiffres et des lettres qui catégorisent les entrées, vous noterez que la majorité des bâtiments portent des noms d'hommes, comme si les grandes personnalités de la médecine contemporaines étaient essentiellement masculines. Quand vous pénétrerez dans le service que vous recherchez, c'est la plupart du temps une aide-soignante que vous croiserez en premier et qui vous orientera vers la chambre recherchée. Vous souhaitez avoir des nouvelles du membre souffrant de votre famille ? C'est l'infirmière qui vous en donnera, et sans doute vous enverra-t-elle l'interne (un homme ou une femme ? Le terme « interne » n'est étonnamment pas sexué). Mais si la prise en charge médicale ne vous convient pas, c'est au chef (pas à la cheffe, car huit fois sur dix ce sera un homme) de service que vous vous adresserez. Et si jamais c'est vous l'hospitalisé, avant de comprendre que la couleur du badge sur la blouse reflète la fonction du soignant (par exemple à l'AP-HP : rouge pour le médecin, bleu pour le soignant non-médecin, gris pour les métiers de support comme les psychologues), vous prendrez souvent la jeune praticienne hospitalière qui s'occupe de vous pour l'infirmière ou encore l'infirmier qui vous pose une perfusion pour le médecin de garde. Ainsi, aux femmes le soin direct aux patients, approche individuelle de la médecine hospitalière, aux hommes l'organisation de la dispensation du soin, approche collective non dénuée d'une forme de domination qui est effective au quotidien, à la direction des hôpitaux qui tiennent la bourse, à la direction des structures de soins qui tiennent les cordons des carrières. Le maintien d'une féminisation des fonctions de soins participe de la dévalorisation en termes de salaire et de responsabilité qui sont accordés aux femmes travaillant à l'hôpital public, et la domination masculine qui s'exerce dans les responsabilités de direction n'aide pas à faire bouger cet état de fait.

Pour changer la donne, il est nécessaire de travailler tant sur les causes que sur les remèdes à apporter au problème. Comprendre déjà comment l'inégalité de genre déséquilibre les rapports de force au sein de l'hôpital en diffusant la connaissance et en démocratisant les travaux menés sur la question du genre à l'hôpital. Puis réfléchir aux quotas (voir l'entrée « quota » ci-dessous) par métier, aux salaires ; rendre paritaires dans le genre les commissions qui nomment, entérinent, recrutent. Et évaluer régulièrement les progrès faits dans chaque hôpital en termes d'équilibre de genre, par exemple en confiant aux agences régionales de santé cette mission d'évaluation à l'occasion des procédures d'accréditation des hôpitaux effectuées tous les quatre à six ans.

H comme Harcèlement

Prévenir et reconnaître une situation de harcèlement moral ou sexuel doit faire partie de la formation de chaque métier d'encadrement (chef de pôle, d'unité, de service, cadre de soin, etc.), mais pas seulement. Chacune et chacun de ceux qui travaillent à l'hôpital devrait recevoir à son embauche, puis régulièrement au cours de sa carrière, une formation lui permettant de savoir ce qu'est le harcèlement et comment y mettre fin. Dans plusieurs pays étrangers, il existe des modules obligatoires sur le harcèlement à suivre, adaptés à la structure que l'on intègre lors de la prise de fonction. Il est indispensable que cela soit transposé en France, et pas qu'à l'hôpital d'ailleurs.

I comme Impuissance

Le baromètre annuel sur les inégalités entre hommes et femmes chez les médecins à l'hôpital de l'association « Donner des Elles à la santé » montre que les signalements de souffrance à l'hôpital ont souvent un arrière-goût d'impuissance. Le dernier baromètre réalisé auprès de 500 médecins hospitaliers répartis sur le territoire français et publié mi-2023 rapporte des constatations frappantes. Très nombreuses sont celles qui y dénoncent une inégalité à l'accès aux postes de direction, ou encore celles qui affirment avoir eu affaire à des comportements sexistes et à du harcèlement. Mais surtout, et c'est là que se situe l'impuissance, les femmes sondées estiment pour 62 % d'entre elles que leur témoignage n'a rien changé à l'attitude des personnes concernées, et que dans presque neuf fois sur dix la hiérarchie n'a pris aucune mesure particulière. Il faut avoir conscience de cette inertie et apprendre, quand nous sommes en situation de responsabilité, à lutter contre.

J comme Justice

Lorsque les actes commis ne sont pas uniquement répréhensibles sur le plan moral mais enfreignent les lois de la République, la justice doit entrer dans la partie, justice pénale comme pour tout citoyen, justice ordinale pour le médecin si ses actes relèvent de sa responsabilité professionnelle. Je vis la saisie de la justice comme un constat d'échec de notre institution : nous n'avons pas su protéger les uns et les autres, le/la mis(e) en cause et la victime. En même temps, saisir la justice, faire reconnaître le préjudice, c'est aussi la possibilité pour chacun de se réparer : pour le/la mis(e) en cause, de comprendre où il/elle a dévié, pour la victime, de savoir qu'on l'a entendue ET écoutée, et que tout sera mis en œuvre pour qu'il n'y ait pas de récidive. Dans le milieu médical, ce sont surtout des situations extrêmes de harcèlement, d'agressions voire de viols qui ont été jugées ; elles ne représentent que la face émergée de l'iceberg des violences à l'hôpital, d'où l'importance de travailler très en amont pour les prévenir, les identifier et désamorcer au plus tôt les mécanismes à l'œuvre.

K comme le regard que Kant porte sur les femmes

Quand un des plus grands penseurs de ces derniers siècles écrit dans son *Anthropologie du point de vue pragmatique* (1798) : « Dans l'état de sauvagerie, la femme n'est qu'un animal domestique : l'homme marche en tête, les armes à la main et la femme le suit, chargée des ustensiles » ; ou encore « En ce qui concerne les femmes savantes, elles en usent avec leurs livres comme avec leurs montres : elles la portent pour montrer qu'elles en ont une, bien qu'à l'ordinaire elle soit arrêtée, ou ne soit pas réglée sur le soleil », on comprend tout le chemin qu'il nous a fallu parcourir pour demander l'égalité homme-femme dans tous les aspects de notre vie quotidienne, et là, je ne parle pas que de carrière hospitalière ou universitaire.

L comme Libération (de la parole)

Le mouvement #MeToo a été un catalyseur de parole libérée sur le sexisme dans la société, avec un retentissement certain à l'hôpital, exprimé sur les réseaux sociaux par des comptes et des hashtag qui appelaient à raconter ce qu'il se passait « sous la blouse », et à dénoncer les comportements litigieux, sexuels ou de harcèlement moral. Cette libération de la parole a affecté principalement les jeunes en formation, dans les instituts de soins infirmiers ou encore les internes en médecine, jetant une lumière crue sur le quotidien de beaucoup de ceux qui représentent le futur de notre système de soins. Les C-QVCT ont justement été imaginées pour écouter cette parole libérée et y répondre sur le plan institutionnel. Elles gagneraient à intégrer des représentants des internes, des instituts de soins infirmiers également, et toute profession exposée aux violences institutionnelles. Dans certains hôpitaux, des commissions des internes se sont également créées, pour justement capter cette parole qui grondait et répondre aux besoins des jeunes médecins pendant leur semestre d'exercice : réaménagement des gardes, groupes de parole pour aborder les situations difficiles vécues auprès de patients dans les services, activités de convivialité, etc. Là aussi, l'évaluation de l'efficacité de ces différentes commissions sera indispensable à leur pérennisation.

M comme Misogynie

Dire qu'à l'hôpital, pendant longtemps, la misogynie a allègrement proliféré est un euphémisme. L'hôpital n'est finalement que le miroir de la société et reproduit en son microcosme les courants qui la traversent. Pour comprendre l'état du sexisme et de la misogynie en France, rien de mieux que de se référer au « Rapport annuel sur l'état des lieux du sexisme » publié début 2023 par le Haut Conseil à l'égalité entre les femmes et les hommes. Je ne vais pas reprendre ici tout le contenu du rapport, qui devrait être largement disséminé tellement il est riche d'enseignement, mais il faut souligner la responsabilité du système éducatif dans la recherche de solutions : l'adhésion aux stéréotypes sexistes est particulièrement forte en France, et si on souhaite combattre cette lèpre (belle allégorie de maladie très contagieuse et potentiellement défigurante) qu'est la misogynie, c'est probablement dès la petite enfance, au sein des familles et très tôt à l'école qu'il faut éduquer les petits garçons à ne pas tomber dans les stéréotypes et les petites filles à ne pas les laisser s'installer.

N comme Névrose

Une des volets de l'enquête EpiCov, menée par l'Inserm et la Drees, deux instituts nationaux de recherche et de statistiques, s'est spécifiquement intéressé à la santé mentale des soignants entre les troisième et quatrième vagues de Covid-19, après le troisième confinement, qui a eu lieu au printemps 2021. Beaucoup plus de personnes travaillant à l'hôpital rapportent un besoin de prise en charge psychologique (26 %) que dans la population générale (19 %), témoignant d'une fréquence plus élevée de troubles anxieux ou dépressifs. Deux facteurs identifiés comme accroissant ces risques sont ainsi plus fréquents à l'hôpital : les situations de tension au travail comportant une demande psychologique forte et une latitude décisionnelle faible (impliquant moins de possibilités d'agir sur ce qui apparaît douloureux à vivre). Une autre source de dépression identifiée est la difficulté à concilier vie personnelle et professionnelle, qui semble beaucoup plus fréquente chez le personnel travaillant à l'hôpital en comparaison des autres groupes de population. Et de façon non surprenante, qui confirme la nécessité de mener des études plus approfondies sur la condition de la femme à l'hôpital et d'apporter une prise en charge médico-psychologique adaptée, le fait d'être une femme augmente significativement tous les risques psychosociaux rapportés dans cette enquête.

O comme Omniprésence

Omniprésence rime ici avec sexisme et misogynie. Pour bien prendre la mesure de cette omniprésence, on peut revoir les chiffres du baromètre « Donner des Elles à la santé ». Ainsi, 64 % ont été victimes de paroles, attitudes, commentaires, blagues à connotation sexiste, en relation avec leur physique, leur apparence ou leur tenue vestimentaire, mais également avec leurs compétences professionnelles ; 50 % ont également rapporté avoir eu souvent voire très souvent des questions intrusives et répétées sur leur vie privée ou sexuelle. Au total, ce sont 78 % des femmes médecins qui ont déjà été victimes de comportements sexistes (propos choquants, gestes inappropriés) à un moment de leur professionnelle, tandis que près d'un tiers (30 %) déclarent avoir subi des gestes inappropriés à connotation sexuelle ou des attouchements sans leur consentement. Le constat est dérangeant, la prise de conscience de l'administration hospitalière et des instances ministérielles très lente. La situation devrait changer, avec la mise en place des C-QVCT dont l'une des missions est justement de recueillir les situations sexistes, de les traiter et surtout de les prévenir.

P comme Plafond de verre

J'ai beaucoup parlé de plafond de verre pour les carrières universitaires, que j'ai illustré par des anecdotes et des chiffres dans le chapitre 7. Ceci est également vrai pour les emplois à l'hôpital. En septembre 2021, un groupe de travail composé de quatre femmes médecins employées du groupe hospitalier Sorbonne Université a effectué une enquête sur le thème « Parité/discrimination en fonction du genre » à la demande de la commission médicale d'établissement de ce même groupe hospitalier. 401 médecins y ont répondu, dont 66 % de femmes. Une constatation de taille : alors que, sur l'ensemble des établissements, 57 % des médecins sont des femmes, seuls 29,2 % des chefs de service sont également des femmes. Le groupe qui a travaillé sur ces chiffres a fait trois propositions intéressantes, qui vont être mises en place : instaurer une veille paritaire voire une discrimination positive dans les instances de recrutement des chefs de service/responsables de structure (ce qui fait écho à la notion de quota que je reprends plus loin) ; développer une incitation à la prise de responsabilité des femmes ; imposer systématiquement un remplacement des congés maternité. La deuxième proposition porte une charge symbolique importante car elle fait écho à la notion d'*empowerment* que j'ai développée plus haut, et permet aux femmes d'être actrices de leur destin et pas seulement d'être un « problème » que l'on chiffre et que l'on cherche à améliorer (même si c'est « pour leur bien »).

Q comme Quota

La première fois que j'ai entendu parler de quota, c'était dans le cadre de la politique agricole commune, cette fameuse PAC élaborée par l'Union européenne pour guider la production agricole en Europe. Pour ma famille aux origines paysannes, quota rimait avec production contrôlée de lait, instaurée en 1984 devant les excédents de production qui ont entraîné un effondrement du prix du lait, imposant pour l'Union européenne un achat des excédents pour maintenir le revenu des producteurs laitiers. Ce système de quotas a été abandonné vingt et un ans plus tard, en 2015, quand l'Europe a jugé le système assez « mature » pour qu'il s'autorégule en s'ouvrant à la concurrence. Longtemps, quand j'entendais parler de « quotas », ou de son synonyme, la « discrimination positive », dans nos milieux professionnels, je me disais que rien que le fait d'en parler infériorisait la femme. Pourtant, devant l'inéquité flagrante de genre dans les métiers à responsabilités, que ce soit à l'université ou à l'hôpital, sans doute est-il nécessaire de passer par cette discrimination positive pour équilibrer la répartition des postes. C'est une fois que l'équilibre sera atteint que l'abolition de la discrimination positive pourra être vue comme un facteur positif de l'évolution de notre société.

R comme Respect

J'aime particulièrement cette définition du respect qu'en donne le Larousse datant de 1988 : « Considération que l'on porte à une chose jugée bonne, précieuse, avec la résolution de n'y pas porter atteinte, de ne pas l'enfreindre. » Chacun d'entre nous à l'hôpital devrait regarder l'autre avec ce respect-là, et particulièrement la génération de demain, ces infirmiers/ères, ces externes et internes en médecine. Nous sommes responsables du contenu des savoirs que nous leur transmettons. Si certains fuient l'hôpital, c'est autant la faute du ministère, qui ne donne pas les moyens à l'administration hospitalière de retenir ses éléments (salaires, conditions de travail, statut...), que notre faute à nous, qui en avons façonné le quotidien et savons ou pas donner du sens à notre métier.

S comme Syndrome de l'imposteur

Le syndrome de l'imposteur, expression du jargon psychologique, a été décrit pour la première fois en 1978 par deux psychologues, Pauline Clance et Suzanne Imes. Elles ont étudié cent cinquante femmes diplômées, reconnues comme très compétentes et occupant des emplois considérés comme prestigieux. Or beaucoup d'entre elles considéraient ne pas avoir réussi, expliquant leur succès professionnel par la chance ou le hasard. Source de sentiment d'échec fréquent, le syndrome de l'imposteur peut mener soit à une surcharge de travail (par peur « d'être démasqué »), et par là même à un épuisement professionnel, soit au contraire à de la procrastination (dû au découragement qui saisit devant le sentiment d'incompétence). Les étudiants, les chercheurs, les universitaires font partie des groupes les plus à risque de développer ce syndrome. Ce que l'on s'attache d'ailleurs actuellement à ne plus qualifier comme tel pour ne pas médicaliser un état qui n'est pas une maladie, mais plutôt vécu pour certains comme une expérience transitoire qui se manifeste surtout à des périodes charnières de la vie : début d'études, nouveau poste, etc. La spécificité féminine du syndrome de l'imposteur est actuellement très discutée. Il semblerait qu'elle soit surtout le fait des psychologues qui ont initialement décrit ce syndrome dans une population essentiellement féminine, lié en particulier à la forte pression ressentie pour être performantes et donner une bonne image d'elles, et à leur sous-représentation aux postes à responsabilités et de leadership. Que faire pour lutter contre cette « expérience » qui, même si elle n'est que transitoire, reste douloureuse, et le retentissement globalement négatif sur notre bien-être au travail ? Au-delà d'une prise en charge psychothérapeutique quand elle devient envahissante au quotidien, c'est le rôle de l'institution de prévenir ce sentiment en valorisant ses étudiants et en exerçant ses missions éducatives avec bienveillance (donc en donnant à ses enseignants les moyens de se former à une éducation plus positive, non basée sur les sanctions mais sur les récompenses).

T comme Tabou

Ces mots « qu'il serait malséant d'évoquer, en vertu des convenances sociales ou morales » (dixit le Larousse là aussi) ont petit à petit trouvé leur chemin dans notre propre dictionnaire : ce qui passait pour des « remarques sur la qualité du travail » relève bien du harcèlement moral ; ce qui était appelé des « rigolades entre adultes » relève, elles, du harcèlement sexuel, et cette main qui traîne de façon appuyée sur le genou et caresse l'intérieur de la cuisse quand le chef de service relit l'article de l'interne peut être qualifiée d'agression sexuelle. Avec la libéralisation de la parole qui a suivi le mouvement #MeToo, les mots ont pris leur place et levé les tabous en médecine. Cela reste cependant très dérangeant qu'à la faveur de ce mouvement, certains médecins en arrivent à dire « de toute façon, avec #MeToo, on ne peut plus rien faire », comme un aveu a posteriori du caractère illégal de leurs actes.

U comme Usurpation

Le sentiment d'usurpation est très lié au syndrome de l'imposteur. Lutter contre l'idée que nous prenons une place dont nous pensons que l'enjeu nous dépasse, voilà notre quotidien, à nous les femmes qui, même si nous nous sommes battues pour gravir un à un les échelons de la responsabilité, avons grandi avec l'idée de l'infériorité de la femme par rapport à l'homme. Lutter contre des milliers d'années d'inconscient collectif, qui laisse la répartition réaliste des tâches quotidiennes entre hommes et femmes devenir un outil de domination de l'homme sur la femme ! L'effort à faire pour sortir de ce cercle d'autodévalorisation est autant un travail sur soi qu'un travail de mutation de notre société et du regard qu'elle porte sur le genre. Là aussi, l'éducation a un rôle primordial à jouer à tous les âges de la vie, à l'école, mais aussi à l'entrée à l'université et ultimement à l'hôpital.

V comme Valoriser

Parler de valorisation des femmes a longtemps eu pour moi la même connotation négative que la nécessité d'une « discrimination positive » à l'hôpital : cela revenait à reconnaître que nous étions, nous les femmes, dans une position de fragilité vis-à-vis des hommes, avec un besoin d'être valorisées dans nos fonctions quotidiennes. Peut-être que, tout comme pour le concept de discrimination positive, celui de valorisation a sa place si tant est que cette période reste transitoire ?

W comme Wokisme

Quand en avril 2022, j'ai parlé de wokisme à l'hôpital dans une chronique du *Quotidien du médecin*, beaucoup se sont gaussés de ce qui est encore qualifié de « fantaisie féministe » par une partie très conservatrice de la communauté médicale. Qu'est-ce que le wokisme, qui depuis plusieurs années tend à remplacer le terme fourre-tout de « politiquement correct » ? Et surtout comment a-t-il subrepticement infiltré le milieu universitaire, dont le milieu médical, traditionnellement plutôt conservateur ? Initialement apparu aux États-Unis, le terme provient du verbe anglais *to awake*, « se réveiller ». Il signifie le fait d'être conscient des injustices subies par les minorités et de les dénoncer, que ce soit en raison de leur sexe, de leurs croyances (entre autres religieuses) ou encore de leur origine ethnique. Le wokisme s'attaque donc au traitement inéquitable que fait subir la société à ces minorités et cherche à faire prendre conscience du caractère normatif du mode de pensée dominant. À la lumière de cette définition, on peut dire que le wokisme pourrait être une des solutions aux maux de l'hôpital, en particulier au sujet des femmes : regarder l'hôpital avec des yeux woke et essayer de le transformer selon une pensée woke nous fournit des pistes intéressantes à explorer collectivement.

X comme le fait d'être XX, à risque de grossesse

Avoir deux chromosomes X à l'hôpital veut dire être une femme qui va potentiellement être enceinte à un moment de son parcours professionnel. Plusieurs enquêtes menées auprès des femmes médecins ont montré combien le concept de grossesse était un sujet sensible, porteur d'angoisse et d'incertitude. Toujours selon l'enquête « Donner des Elles à la santé », 55 % des femmes interrogées ont entendu dire que la maternité et la vie de famille les empêcheront de postuler à des postes à responsabilités ; selon la même enquête, 16 % des femmes interrogées estiment que l'accès à un poste à responsabilités leur a été refusé parce qu'elles étaient des femmes (36 % d'entre elles sous prétexte que le poste exigeait de ne pas avoir de contraintes familiales, des enfants dont il faut s'occuper ; 32 % parce qu'il y avait un risque qu'elles tombent enceinte et se rendent moins disponibles). Nous avons vu dans le chapitre 7 que l'hôpital n'offrait pas aux femmes enceintes toute la protection à laquelle elles devraient aspirer et que les aberrations administratives les rendent plus fragiles que leurs alter ego masculins dans ces périodes charnières où l'on construit son avenir professionnel. Plusieurs pistes sont en cours d'exploration pour que les périodes de maternité soient aussi sereines que l'est l'accession à la paternité pour les hommes : remplacer systématiquement les femmes en congé de maternité ou encore rendre le congé de paternité identique au congé de maternité dans sa durée.

Y comme la première lettre du prénom de ma fille

Dans la « Lettre à ma fille », j'ai beaucoup exprimé ce sentiment filial fait d'admiration, de tension, d'amour, de regrets, de petites colères et de confiance sans limites. Souvent, au cours de nos carrières médicales, parce que le facteur « transmission de savoirs » y est très exacerbé, nous éprouvons ce type de sentiments pour de plus jeunes médecins dont nous sommes les directeurs de master, de thèse, que nous nommons à des postes hospitalo-universitaires, et qui quelque part, représentent inconsciemment la pérennisation de notre pensée académique, la survivance de nos valeurs.

Nous faisons alors un pari sur la continuité de notre pensée à travers les actions de ceux qui reprendront le flambeau. Cette pensée que nous avons nous-même reçue de nos prédécesseurs.

Z comme Zététique

Nos études de médecine nous forment à l'esprit critique vis-à-vis des publications scientifiques, c'est ce que l'on appelle la LCA (lecture critique d'article). Mais de l'esprit critique, la pandémie de Covid-19 nous a appris qu'il n'y a pas que dans la lecture d'articles qu'il faut savoir en mettre, à cette période où a proliféré l'infodémie, cette épidémie de fausses informations qui a pris tant d'énergie pour être jugulée. La zététique, que Richard Monvoisin, docteur en didactique des sciences, définit comme « l'art de faire la différence entre ce qui relève de la science et ce qui relève de la croyance », est justement cet esprit critique qui contribue à l'émergence consciente, chez chaque personne, d'une capacité d'appropriation critique du savoir humain. Elle recommande de s'appuyer sur la méthode scientifique pour essayer d'appréhender efficacement le réel : observation/

hypothèse/expérience/évaluation. L'esprit critique s'apprend, n'est pas forcément intuitif et nécessite d'avoir un guide qui nous conduit dans les méandres des biais cognitifs dans lesquels on tombe très souvent. Quelques-uns de ces biais ont particulièrement nui à la compréhension qu'a eue la société de la pandémie, en particulier l'effet Dunning-Kruger, qui a amené nombre des citoyens les moins compétents à surestimer leurs compétences et les plus compétents à les sous-estimer. Ou encore l'effet de vérité illusoire (ou effet d'illusion de vérité), qui est la tendance à croire qu'une information est vraie après une exposition répétée à cette information.

Quel lien entre les femmes, l'hôpital et la zététique ? On pourrait dire que mettre de la zététique dans notre approche pourrait aider à lutter contre les préjugés et les stéréotypes qui ont encore la vie dure, notamment dans les rapports entre hommes et femmes, ou entre subordonnés et supérieurs hiérarchiques.

Remerciements

Je ne remercierai jamais assez Paloma et Léa, mes éditrices au commencement de tout, Flavie à qui ce livre doit beaucoup, et toutes les filles, toutes les femmes de ma famille, mes amies, à la fac, à l'hôpital, dans la vie de tous les jours, ici et là-bas, toutes ces puissantes et ces fragiles, merci d'être là. Simplement. La route est longue mais nous avançons. Debouts.

Cet ouvrage a été composé
par Belle Page
et achevé d'imprimer sur Roto-Page
par l'Imprimerie Floch à Mayenne
pour le compte des Éditions Stock
21, rue du Montparnasse, 75006 Paris
en septembre 2023

PAPIER CERTIFIÉ

Stock s'engage pour l'environnement en réduisant l'empreinte carbone de ses livres.
Celle de cet exemplaire est de :
400 g éq. CO_2
Rendez-vous sur
www.editions-stock-durable.fr

Imprimé en France

Dépôt légal : octobre 2023
N° d'édition : 01 – N° d'impression : 103362
43-07-1052/1